Umweltverschmutzung

und

Krebs :

Eine

toxische Beziehung

LEONARD HEALWISE

Inhaltsverzeichnis

« Umweltverschmutzung ist der stille Geist in unserer Luft, unserem Wasser und unseren Böden; ein heimtückischer Killer, der sich in den Schatten unseres Alltags versteckt und unauffällig die Saat des Krebses ausstreut. »

Einführung

Warum dieses Buch?

Warum dieses Buch? Diese Frage verdient es, gestellt zu werden, denn in ihrem Zentrum steht eine Herausforderung, die uns alle auf die eine oder andere Weise betrifft. In einer Welt, in der der industrielle und technologische Fortschritt oftmals Vorrang vor der Erhaltung unserer Umwelt hat, sehen wir uns mit einer beunruhigenden Realität konfrontiert: Die Umweltverschmutzung in ihren vielfältigen Formen ist zu einem ständigen Begleiter unseres Alltags geworden. Ihre schädlichen Auswirkungen auf unsere Gesundheit sind nicht mehr zu übersehen, und unter ihnen wird der Zusammenhang mit der Zunahme von Krebsfällen immer deutlicher.

Dieses Buch versteht sich daher als Warnruf, aber auch als Quelle der Information und Sensibilisierung. Es ist nicht nur eine Sammlung von Fakten und wissenschaftlichen Daten, sondern auch ein Spiegel, der die Geschichten derer widerspiegelt, die Tag für Tag in einer verschmutzten Umgebung leben, und die Geschichten derer, die mit ansehen mussten, wie der Krebs erbarmungslos an ihre Tür oder die ihrer Angehörigen klopfte.

Auf diesen Seiten erforschen wir nicht nur die wissenschaftlichen Aspekte von Krebs und die verschiedenen Formen der Umweltverschmutzung, sondern tauchen auch in die menschlichen Geschichten, Kämpfe und Hoffnungen derjenigen ein, die an vorderster Front stehen. Dieses Buch versucht, eine Brücke zu schlagen zwischen der Strenge der wissenschaftlichen Forschung und der Realität, die Millionen von Menschen erleben. Es soll zeigen, dass hinter jeder Statistik Gesichter, Namen und Familien stehen.

Mit dieser Arbeit werden zwei Ziele verfolgt. Einerseits soll auf der Grundlage der neuesten Forschungsergebnisse ein klares und verständliches Verständnis der Mechanismen vermittelt werden, mit denen die Umweltverschmutzung die Entstehung von Krebs beeinflusst. Andererseits sollen diejenigen, deren Leben von dieser Realität geprägt wurde, zu Wort kommen, indem sie ihre Erfahrungen, Herausforderungen und Hoffnungen mitteilen.

Dieses Buch ist daher eine Einladung, über die Zahlen und Studien hinaus zu blicken. Es ist ein Anreiz, die Dringlichkeit von Maßnahmen gegen die Umweltverschmutzung zu erkennen und zu verstehen, nicht nur als Umweltkrise, sondern auch als Gesundheitskrise. Es ist ein Aufruf zur kollektiven Bewusstseinsbildung, zur Mobilisierung und zum Handeln, um unsere Gesundheit, die unserer Mitmenschen und die zukünftiger Generationen zu schützen.

Letztendlich ist dieses Buch nicht nur ein weiteres Buch über Umweltverschmutzung und Krebs. Es ist ein Zeugnis, ein Leitfaden und ein Aufruf zum Handeln. Es ist ein Schritt in Richtung einer Zukunft, in der Gesundheit und Umwelt nicht mehr im Konflikt stehen, sondern in Harmonie nebeneinander existieren.

Was Wir Wissen
zu Krebs und Umweltverschmutzung

Was wir über Krebs und Umweltverschmutzung wissen, ist eine Sammlung von Fakten und Erkenntnissen, die sich im Laufe der Jahre durch rigorose Studien, gründliche Forschung und Beobachtungen vor Ort angesammelt hat. Es ist ein Bereich, in dem die Wissenschaft auf die alltägliche Realität der Menschen trifft und ein komplexes und zugleich alarmierendes Bild offenbart.

Krebs, diese vielgestaltige und oft erbarmungslose Krankheit, wurde lange Zeit als schicksalhaft, als unausweichliche Folge der Genetik oder des Alterns angesehen. Unser Verständnis hat sich jedoch weiterentwickelt. Wir wissen nun, dass Umweltfaktoren, insbesondere die Umweltverschmutzung, eine entscheidende Rolle bei der Entstehung vieler Krebsarten spielen.

Die Verschmutzung, sei es durch Luft, Wasser oder Boden, ist kein sichtbarer Feind. Sie schleicht sich in vielfältiger Form in unsere Umwelt: Feinstaub in der Luft, die wir einatmen, chemische Schadstoffe im Wasser, das wir trinken, und giftige Rückstände im Boden, auf dem wir leben und unsere Nahrung anbauen. Diese Schadstoffe sind stille, aber furchtbar wirksame Agenten, die unsere Biologie auf grundlegendster Ebene verändern können, indem sie die DNA schädigen und Zellprozesse stören und so einen idealen Nährboden für die Entstehung von Krebs schaffen.

Epidemiologische Studien haben Zusammenhänge zwischen der Belastung durch bestimmte Giftstoffe und einem erhöhten Risiko für verschiedene Krebserkrankungen festgestellt. So wurde beispielsweise die Luftverschmutzung, die von der Weltgesundheitsorganisation als krebserregend für den Menschen eingestuft wurde, mit Lungen- und Blasenkrebs und anderen Organen in Verbindung gebracht. Auch Schadstoffe im Wasser, wie Schwermetalle und Industriechemikalien, wurden mit einem erhöhten Krebsrisiko in Verbindung gebracht.

Doch was wir wissen, geht über Statistiken und Daten hinaus. Es geht darum, zu verstehen, wie sich die Umweltverschmutzung auf das tägliche Leben der Menschen auswirkt, wie sie in ihre Häuser, an ihre Arbeitsplätze und sogar in die Spielplätze ihrer Kinder eindringt. Es geht darum, zu erkennen, dass Umweltverschmutzung und Krebs nicht nur individuelle Gesundheitsprobleme sind, sondern auch Fragen der sozialen und ökologischen Gerechtigkeit, von denen arme und marginalisierte Gemeinschaften unverhältnismäßig stark betroffen sind.

Alles in allem ist das, was wir über Krebs und Umweltverschmutzung wissen, ein Aufruf zum Handeln. Es ist eine Aufforderung, unsere Beziehung zu unserer Umwelt zu überdenken, unsere industriellen Praktiken neu zu bewerten und gesündere und nachhaltigere Lebensweisen anzunehmen. Es ist eine Erinnerung daran, dass der Kampf gegen Krebs untrennbar mit unserem Kampf für eine sauberere und sicherere Umwelt für alle verbunden ist.

Ziel des Buches

Das Buch "Pollution and Cancer: A Toxic Relation" verfolgt ein dreifaches Ziel: informieren, sensibilisieren und mobilisieren. Es soll ein umfassendes und differenziertes Verständnis des Zusammenhangs zwischen Umweltverschmutzung und Krebs vermitteln, indem es die neuesten wissenschaftlichen Forschungsergebnisse, reale Fallstudien und persönliche Erfahrungsberichte beleuchtet. Das Buch soll ein Bildungsführer sein, aber auch ein Plädoyer für kollektives Handeln, indem es die Bedeutung von Prävention, Regulierung und gesellschaftlicher Verantwortung im Kampf gegen diese beiden Geißeln hervorhebt.

Kapitel 1

KREBS
IN DER
MODERNEN WELT

Krebs verstehen: Definitionen und Typen

Krebs, der oft als komplexe, multifaktorielle Krankheit wahrgenommen wird, ist im Wesentlichen durch abnormales Zellwachstum und -proliferation gekennzeichnet. Um die Auswirkungen der Umweltverschmutzung auf Krebs vollständig zu erfassen, ist es entscheidend, zunächst zu verstehen, was Krebs ist, sowie seine verschiedenen Arten.

Definition von Krebs

Krebs ist keine einzelne Krankheit, sondern eine Reihe von Krankheiten, die durch ein gemeinsames Merkmal miteinander verbunden sind: das unkontrollierte Wachstum abnormaler Zellen. Diese Krebszellen können in benachbartes Gewebe eindringen und sich auf andere Teile des Körpers ausbreiten, ein Prozess, der als Metastasierung bekannt ist. Im Gegensatz zu normalen Zellen reagieren Krebszellen nicht auf die regulatorischen Signale, die das Zellwachstum und die Zellteilung steuern. Dies führt zu Tumoren und Schädigungen in verschiedenen Organen.

Arten von Krebs

Krebs tritt in vielen verschiedenen Formen auf, die jeweils einen anderen Teil des Körpers befallen und unterschiedliche Merkmale aufweisen:

- Krebserkrankungen Karzinome
    - Diese Krebsarten entwickeln sich in den Epithelzellen, die die äußere Schicht der Haut und einige innere Gewebe bilden.
    - Häufige Beispiele: Brustkrebs, Lungenkrebs, Prostatakrebs und Kolorektalkrebs.
- Krebserkrankungen Sarkome
    - Sarkome gehen von Stützgeweben wie Knochen, Knorpel, Fett, Muskeln und Blutgefäßen aus.
    - Beispiele: Osteosarkom (Knochen) und Liposarkom (Fettgewebe).
- Leukämien
    - Diese Krebsarten befallen das blutbildende Gewebe wie das Knochenmark und führen zu einer übermäßigen Produktion von abnormalen Blutzellen.
    - Typen: akute lymphatische Leukämie, chronische myeloische Leukämie usw.

- Lymphome
  - Lymphome befallen das lymphatische System, einen entscheidenden Teil des Immunsystems.
  - Zwei Hauptkategorien: Hodgkin-Lymphom und Non-Hodgkin-Lymphom.
- Hirntumore und andere Tumore des Nervensystems
  - Diese Krebsarten befallen das Gehirn und das Rückenmark.
  - Beispiele: Gliom und Astrozytom.
- Melanome und andere Hautkrebserkrankungen
  - Diese Krebsarten entwickeln sich aus Hautzellen, insbesondere aus Melanozyten, die für die Pigmentierung der Haut verantwortlich sind.
- Krebserkrankungen der Fortpflanzungsorgane
  - Betreffen die Fortpflanzungsorgane, wie Eierstöcke, Gebärmutter bei Frauen und Hoden und Prostata bei Männern.

Jede Krebsart hat ihre eigenen Merkmale, Behandlungsmethoden und Prognosen, was den Kampf gegen diese Krankheit umso komplexer macht. Das Verständnis dieser verschiedenen Arten ist grundlegend, um zu begreifen, wie Umweltfaktoren, wie z. B. Umweltverschmutzung, ihre Entwicklung und ihr Fortschreiten beeinflussen können.

Risikofaktoren für Krebs

Die Risikofaktoren für Krebs sind vielfältig und umfassen genetische, umweltbedingte, verhaltensbedingte und sogar mit dem Lebensstil zusammenhängende Elemente. Das Verständnis dieser Faktoren ist entscheidend, um die Komplexität von Krebs zu erfassen und Wege zur Prävention und Risikominderung zu finden.

Genetische Faktoren

- **Vererbung:** Bestimmte Krebsarten wie Brust-, Eierstock-, Dickdarm- und Mastdarmkrebs können in bestimmten Familien aufgrund vererbter Genmutationen häufiger auftreten.
- **Genetische Veranlagung:** Spezifische Mutationen in Genen wie BRCA1 und BRCA2 erhöhen das Risiko für bestimmte Krebserkrankungen.

Umweltfaktoren und Exposition

- **Luftverschmutzung:** Feinstaub und Luftschadstoffe werden mit einem erhöhten Risiko für Lungenkrebs und andere Krebserkrankungen in Verbindung gebracht.
- **Exposition gegenüber Chemikalien:** Stoffe wie Asbest, Benzol, Dioxine und einige Pestizide wurden als krebserregend eingestuft.
- **Strahlung :** Die Exposition gegenüber ionisierender Strahlung (wie Röntgen- und Gammastrahlen) und ultravioletter Strahlung kann das Krebsrisiko erhöhen.

Verhaltens- und Lebensstilfaktoren

- Rauchen: Rauchen ist ein Hauptrisikofaktor für Lungenkrebs und trägt auch zu vielen anderen Krebsarten bei.
- **Alkohol:** Übermäßiger Alkoholkonsum wird mit einem erhöhten Risiko für Mund-, Leber-, Brust-, Dickdarm- und Enddarmkrebs in Verbindung gebracht.
- **Ernährung und körperliche Aktivität:** Eine unausgewogene Ernährung und mangelnde körperliche Aktivität können das Risiko für bestimmte Krebsarten erhöhen.
- **Adipositas:** Adipositas ist ein anerkannter Risikofaktor für mehrere Krebsarten, darunter Endometrium-, Brust-, Eierstock-, Dickdarm- und Mastdarmkrebs.

Infektionen

- **Viren und Bakterien:** Einige Krankheitserreger wie das Humane Papillomavirus (HPV), Hepatitis B und C sowie das Bakterium Helicobacter pylori werden mit einem erhöhten Krebsrisiko in Verbindung gebracht.

Alter

- **Älterwerden :** Das Risiko, an Krebs zu erkranken, steigt in der Regel mit zunehmendem Alter, da sich im Laufe der Zeit Genmutationen ansammeln und die Effizienz der DNA-Reparaturmechanismen abnimmt.

Es ist wichtig zu beachten, dass das Vorhandensein eines oder mehrerer dieser Risikofaktoren nicht bedeutet, dass eine Person zwangsläufig an Krebs erkranken wird. Krebs ist oft das Ergebnis eines komplexen Zusammenspiels vieler Risikofaktoren. Außerdem entwickeln sich viele Krebserkrankungen bei Menschen ohne bekannte Risikofaktoren. Die Kenntnis und der Umgang mit diesen

Faktoren kann jedoch eine entscheidende Rolle bei der Prävention und Früherkennung von Krebs spielen.

Die Entwicklung der Krebsforschung

Die Entwicklung der Krebsforschung ist eine faszinierende Geschichte von Entdeckungen, Innovationen und kontinuierlichen Fortschritten. Sie schildert einen Weg, der von großen wissenschaftlichen Durchbrüchen, aber auch von Herausforderungen und gelernten Lektionen geprägt ist.

Die Anfänge der Krebsforschung

- **Altertümliche Ursprünge: Die** ersten Erwähnungen von Krebs gehen auf die Antike zurück, aber die wissenschaftliche Erforschung von Krebs begann erst richtig im 19.
- **Entwicklung der Zelltheorie:** Im 19. Jahrhundert legte die Entdeckung, dass Krebs durch die Umwandlung normaler Zellen entsteht, den Grundstein für das moderne Verständnis von Krebs.

Fortschritte im 20. Jahrhundert

- **Entdeckung von Karzinogenen:** Im 20. Jahrhundert wurden die ersten Karzinogene identifiziert, wie z. B. Kohlenteer und Tabak.
- **Entwicklung der Chemotherapie:** Die Chemotherapie wurde in der Mitte des 20. Jahrhunderts eingeführt und bot eine neue Art der Krebsbehandlung.
- **Fortschritte in der Radiologie:** Die Verbesserung der Röntgentechnik hat zu einer besseren Krebsdiagnose und -behandlung geführt.

Genetik und Molekularbiologie

- **Genetische Revolution:** Das Ende des 20. und der Beginn des 21. Jahrhunderts waren von enormen Fortschritten beim Verständnis der Krebsgenetik geprägt.
- **Gezielte Therapien :** Das Aufkommen von Therapien, die gezielt auf die genetischen und molekularen Anomalien von Krebszellen abzielen, hat die Behandlung vieler Krebsarten verändert.

Immuntherapie und fortschrittliche Behandlungen

- **Immuntherapie:** In den letzten Jahren hat sich die Immuntherapie, bei der das körpereigene Immunsystem zur Bekämpfung von Krebs eingesetzt wird, zu einer vielversprechenden Behandlungsoption entwickelt.

- **Personalisierte Therapien** : Die Forschung geht zunehmend in Richtung personalisierter Therapien, die auf den spezifischen genetischen und molekularen Eigenschaften von Tumoren basieren.

Aktuelle und zukünftige Forschung
- **Multidisziplinäre Ansätze:** Die aktuelle Krebsforschung beinhaltet einen multidisziplinären Ansatz, der Genetik, Molekularbiologie, Immunologie und andere Bereiche miteinander verbindet.
- **Technologie und Big Data:** Der Einsatz von künstlicher Intelligenz und Big Data zur Analyse komplexer Datensätze eröffnet neue Wege zum Verständnis und zur Behandlung von Krebs.
- **Prävention und Screening:** Es gibt auch einen zunehmenden Schwerpunkt auf Prävention, Früherkennung und Sensibilisierung für Risikofaktoren wie Umweltverschmutzung.

Die Entwicklung der Krebsforschung ist ein Beispiel dafür, wie die Wissenschaft manchmal sprunghaft und manchmal inkrementell voranschreitet, wenn Forscher auf vorhandenem Wissen aufbauen und neue Wege beschreiten. Während viele Herausforderungen bestehen bleiben, ist die Geschichte der Krebsforschung eine des stetigen Fortschritts und der erneuten Hoffnung für die Zukunft.

Kapitel 2

UMWELTVERSCHMUTZUNG
-
EIN STILLES ÜBEL

Was ist Pollution?

Umweltverschmutzung im weitesten Sinne bezieht sich auf die Einbringung von Stoffen oder Faktoren in die Umwelt, die einen schädlichen Einfluss auf die Natur und die Lebewesen haben. Sie ist ein komplexes und mehrdimensionales Problem, das Luft, Wasser, Boden und sogar Lärm und Licht betrifft. Die Auswirkungen der Umweltverschmutzung sind weitreichend und reichen von der Schädigung der natürlichen Ökosysteme bis hin zu direkten und schwerwiegenden Auswirkungen auf die menschliche Gesundheit, einschließlich eines erhöhten Risikos für Krankheiten wie Krebs.

Arten von Verschmutzung
Luftverschmutzung :
Aus Quellen wie Fahrzeugemissionen, Fabriken, Kraftwerken und sogar landwirtschaftlichen Aktivitäten.
Umfasst Schadstoffe wie Feinstaub (PM2.5 und PM10), Schwefeldioxid, Kohlenmonoxid und Stickoxide.
Wasserverschmutzung :
Resultiert aus der Einleitung schädlicher Substanzen in Flüsse, Seen, Ozeane und das Grundwasser.
Umfasst Abwasser, Industrieabfälle, Pestizide und Herbizide aus der Landwirtschaft und ausgelaufenes Öl.
Bodenverschmutzung :
Tritt auf, wenn Chemikalien oder Abfall auf den Boden geschüttet oder vergraben werden.
Kann aus der Landwirtschaft (Pestizide und Düngemittel), aus Industriedeponien und aus der unsachgemäßen Abfallentsorgung stammen.
Lärmbelästigung :
Übermäßiger Lärm durch Verkehr, Industrie, Gebäude und sogar Freizeitaktivitäten.
Kann Stress, Schlafstörungen und andere Gesundheitsprobleme verursachen.
Lichtverschmutzung :
Übermäßige künstliche Beleuchtung, die vor allem städtische Gebiete betrifft.

Beeinflusst die natürlichen Kreisläufe von Tieren und kann Auswirkungen auf die menschliche Gesundheit haben.

Thermische Verschmutzung :

Unnatürlicher Anstieg der Temperatur in der Umwelt, der häufig durch industrielle Prozesse verursacht wird.

Beeinträchtigt aquatische Ökosysteme und kann die Lebenszyklen von Arten verändern.

Radioaktive Verschmutzung :

Freisetzung von radioaktiven Stoffen in die Umwelt, oft im Zusammenhang mit Kernenergie oder nuklearen Unfällen.

Hat langfristige Auswirkungen auf die Gesundheit und die Umwelt.

Ursachen und Folgen

Die Umweltverschmutzung wird hauptsächlich durch menschliche Aktivitäten verursacht, obwohl auch natürliche Quellen wie Vulkanausbrüche dazu beitragen. Ihre Folgen sind vielfältig: Verschlechterung der natürlichen Lebensräume, Verlust der Artenvielfalt, Klimawandel und Auswirkungen auf die menschliche Gesundheit wie Atemwegserkrankungen, Herzbeschwerden und Krebs.

Im Zusammenhang mit diesem Buch wird die Umweltverschmutzung speziell auf ihre Rolle bei der Erhöhung des Krebsrisikos hin untersucht. Dabei wird betont, wie wichtig es ist, die Quellen der Umweltverschmutzung zu verstehen und zu kontrollieren, um die öffentliche Gesundheit und die Umwelt zu schützen.

Die wichtigsten Verschmutzungsquellen

Die Hauptquellen der Umweltverschmutzung sind vielfältig und erstrecken sich über zahlreiche Bereiche der menschlichen Tätigkeit. Das Verständnis dieser Quellen ist entscheidend, um die Vermeidung und Verringerung der Umweltverschmutzung effektiv anzugehen. Hier ein Überblick über die wichtigsten Quellen der Umweltverschmutzung :

Industrie :

Industrieemissionen: Fabriken und Produktionsanlagen setzen häufig Schadstoffe in Luft, Wasser und Boden frei, darunter Schwermetalle, giftige Chemikalien und Feinstaub.

Industrieabfälle : Die unsachgemäße Entsorgung von Industrieabfällen kann zur Kontaminierung großer Gebiete führen und die Ökosysteme und die menschliche Gesundheit beeinträchtigen.

Transportwesen :

Motorisierte Fahrzeuge : Autos, Lastwagen, Motorräder, Flugzeuge und Boote stoßen Abgase aus, die schädliche Substanzen wie Stickoxide, Kohlenmonoxid und Kohlenwasserstoffe enthalten.

Verkehrsinfrastruktur: Der Bau und die Instandhaltung von Straßen, Flughäfen und Seehäfen können ebenfalls zur Umweltverschmutzung beitragen.

Landwirtschaft :

Pestizide und Herbizide: Der intensive Einsatz von Chemikalien in der Landwirtschaft kann Wasser, Boden und Lebensmittel verunreinigen.

Viehzucht: Viehzuchtbetriebe produzieren erhebliche Mengen an organischen Abfällen, die Wasserläufe verschmutzen und Treibhausgase freisetzen können.

Energie :

Kraftwerke: Kraftwerke, die mit Kohle, Erdgas oder Öl betrieben werden, sind wichtige Quellen für Kohlendioxid und andere Luftschadstoffe.

Ressourcengewinnung und -verarbeitung: Bei der Gewinnung von Erdöl, Erdgas und Mineralien kann es zu Verschüttungen, Lecks und anderen Formen der Kontamination kommen.

Entwaldung und Urbanisierung :

Entwaldung: Die Abholzung großer Waldflächen für Landwirtschaft, Wohnungsbau oder Industrie verringert die Fähigkeit der Natur, Schadstoffe zu filtern.

Urbane Expansion: Die zunehmende Urbanisierung führt zu einem Anstieg der Umweltverschmutzung durch Bau, Verkehr und andere städtische Aktivitäten.

Haushalts- und Industrieabfälle :

Abfallwirtschaft : Deponien, Müllverbrennung und die unsachgemäße Entsorgung von Haushaltschemikalien tragen zur Boden- und Wasserverschmutzung bei.

Bergbauaktivitäten :

Bergbau: Der Abbau von Mineralien und Metallen kann dazu führen, dass Wasser und Boden mit giftigen Substanzen verseucht werden.

Digitale Verschmutzung :

Informationstechnologie: Datenzentren, die massive Nutzung des Internets und elektronische Geräte verbrauchen große Mengen an Energie und erzeugen Wärme.

Diese Verschmutzungsquellen interagieren oft miteinander und führen zu komplexen Umweltproblemen, die integrierte Lösungen erfordern. Das Bewusstsein für diese Quellen und ihr effektives Management sind entscheidend, um die Umweltauswirkungen zu verringern und die öffentliche Gesundheit zu schützen.

Auswirkungen der Umweltverschmutzung auf die menschliche Gesundheit

Die Umweltverschmutzung hat tief greifende und oft verheerende Auswirkungen auf die menschliche Gesundheit und betrifft nahezu alle Aspekte des körperlichen und geistigen Wohlbefindens. Die Auswirkungen der Umweltverschmutzung variieren je nach Art und Intensität der Schadstoffbelastung sowie nach individuellen Merkmalen wie Alter, Gesundheitszustand und Genetik. Hier ein Überblick über die wichtigsten Auswirkungen der Umweltverschmutzung auf die menschliche Gesundheit :

Respiratorische Effekte

Atemwegserkrankungen: Luftverschmutzung, insbesondere Feinstaub und gasförmige Schadstoffe, kann Atemwegserkrankungen wie Asthma, chronische Bronchitis und chronisch-obstruktive Lungenerkrankung (COPD) verursachen oder verschlimmern.

Lungenkrebs: Eine längere Exposition gegenüber bestimmten Schadstoffen wie Feinstaub und krebserregenden Verbindungen in der Luft erhöht das Risiko für Lungenkrebs deutlich.

Herz-Kreislauf-Effekte

Herzerkrankungen: Die Umweltverschmutzung kann zu Herz-Kreislauf-Problemen beitragen, darunter koronare Herzkrankheiten, Herzinfarkte und Schlaganfälle.

Bluthochdruck: Eine chronische Belastung durch Luftverschmutzung wurde mit einem Anstieg des Blutdrucks und einem erhöhten Risiko für Bluthochdruck in Verbindung gebracht.

Auswirkungen auf die reproduktive Gesundheit

Fruchtbarkeitsprobleme: Bestimmte Schadstoffe, wie Schwermetalle und endokrine Disruptoren, können die Fruchtbarkeit bei Männern und Frauen beeinträchtigen.

Auswirkungen auf die Entwicklung des Fötus: Die Exposition gegenüber Umweltverschmutzung während der Schwangerschaft kann zu Komplikationen wie Frühgeburt, niedrigem Geburtsgewicht und Geburtsfehlern führen.

Neurologische Effekte

Neurologische Störungen: Studien deuten auf einen Zusammenhang zwischen Umweltverschmutzung und neurologischen Störungen wie Alzheimer, Parkinson und kognitiven Störungen hin.

Gehirnentwicklung bei Kindern : Eine frühe Exposition gegenüber bestimmten Schadstoffen kann die Gehirnentwicklung von Kindern beeinträchtigen und zu Entwicklungsverzögerungen und Lernstörungen führen.

Dermatologische Effekte

Hautprobleme: Umweltverschmutzung kann Hautprobleme wie Ekzeme, Psoriasis und Akne verursachen oder verschlimmern.

Psychologische Effekte

Stress und Angst: Lärm und Luftverschmutzung können Stress und Angstzustände verstärken und das geistige Wohlbefinden beeinträchtigen.

Depression: Studien haben Assoziationen zwischen Umweltverschmutzung und einer erhöhten Prävalenz von depressiven Symptomen gefunden.

Andere Effekte

Immunsystem: Umweltverschmutzung kann das Immunsystem schwächen, wodurch der Einzelne anfälliger für Infektionen wird.

Langlebigkeit und Lebensqualität: Eine ständige Belastung durch Umweltverschmutzung kann die Lebenserwartung verkürzen und die allgemeine Lebensqualität verringern.

Diese Auswirkungen unterstreichen die Bedeutung der Bekämpfung der Umweltverschmutzung für den Schutz der öffentlichen Gesundheit. Die Verringerung der Umweltverschmutzung ist nicht nur eine Umweltherausforderung, sondern auch eine dringende Notwendigkeit, um die Gesundheit und das Wohlbefinden der Menschen weltweit zu verbessern.

Kapitel 3

UMWELTVERSCHMUTZUNG UND KREBS VERKNÜPFEN

Wissenschaftliche Evidenz der Verbindung

Die Existenz eines Zusammenhangs zwischen Umweltverschmutzung und Krebs wird durch einen wachsenden Korpus an wissenschaftlichen Beweisen solide untermauert. Diese Evidenz stammt aus verschiedenen epidemiologischen Studien, klinischen Untersuchungen und toxikologischen Analysen. Hier sind einige Schlüsselaspekte dieser Belege:

Epidemiologische Studien

Korrelation zwischen Umweltverschmutzung und Krebsinzidenz: Zahlreiche epidemiologische Studien haben einen Zusammenhang zwischen der Exposition gegenüber Umweltverschmutzung und einer erhöhten Inzidenz bestimmter Krebsarten, insbesondere Lungen-, Blasen- und Brustkrebs, gezeigt.

Kohorten- und Fall-Kontroll-Studien: Diese Studien verfolgen große Gruppen von Menschen über lange Zeiträume oder vergleichen Einzelpersonen, die Schadstoffen ausgesetzt sind, mit nicht exponierten Personen und liefern Belege für den Zusammenhang zwischen der Exposition gegenüber Schadstoffen und dem Krebsrisiko.

Klinische und toxikologische Forschung

Karzinogene Auswirkungen von Schadstoffen : Klinische und toxikologische Untersuchungen haben mehrere in der Umweltverschmutzung vorkommende Substanzen (wie Benzol, Asbest und bestimmte polyzyklische aromatische Kohlenwasserstoffe) als krebserregend identifiziert.

Biologische Mechanismen: Studien haben gezeigt, wie diese Stoffe die DNA schädigen, Mutationen hervorrufen und die normale Zellfunktion stören können, was zur Entwicklung von Krebs führt.

Berichte und Bewertungen von Gesundheitsorganisationen

Einstufung von Schadstoffen durch die WHO und IARC: Die Weltgesundheitsorganisation (WHO) und die Internationale Agentur für Krebsforschung (IARC) haben mehrere Schadstoffe auf der Grundlage wissenschaftlicher Erkenntnisse als krebserregend für den Menschen eingestuft.

Globale Bewertungen: Diese Organisationen bieten auch **globale** Bewertungen der Risiken der

Umweltverschmutzung an, die den Zusammenhang zwischen Umweltverschmutzung und Krebs verstärken.

Fallstudien und Anekdotische Berichte

Gebiete mit starker Umweltverschmutzung: Fallstudien in Gebieten mit starker industrieller oder städtischer Umweltverschmutzung zeigen häufig überdurchschnittlich hohe Krebsraten.

Zeugnisse von betroffenen Gemeinschaften : Obwohl sie anekdotisch sind, bieten die Aussagen von Menschen, die in verschmutzten Gebieten leben, menschliche Perspektiven, die die wissenschaftlichen Daten untermauern.

Fortschritte bei Biomarkern und Bildgebung

Früherkennung: Die Entwicklung von Biomarkern und fortschrittlichen Bildgebungstechniken hat zu einem besseren Verständnis und einer Früherkennung der krebserregenden Auswirkungen der Umweltverschmutzung geführt.

Diese Beweise bilden eine solide Grundlage für die Behauptung, dass die Umweltverschmutzung ein bedeutender Risikofaktor für Krebs ist. Sie unterstreichen die Bedeutung von Strategien und Praktiken zur Verringerung der Umweltverschmutzung zum Schutz der öffentlichen Gesundheit.

Biologische und chemische Mechanismen

Die biologischen und chemischen Mechanismen, durch die die Umweltverschmutzung zur Entstehung von Krebs beiträgt, sind komplex und beinhalten mehrere Wirkungswege auf zellulärer und molekularer Ebene. Hier ein Überblick über diese Mechanismen :

Genotoxizität und DNA-Mutationen

DNA-Schäden: Viele Schadstoffe sind genotoxisch, d. h. sie können die DNA in den Zellen direkt schädigen. Diese Schädigung kann zu genetischen Mutationen führen, die die Ursache für die krebsartige Umwandlung von Zellen sind.

Freie Radikale: Bestimmte Schadstoffe wie Feinstaub können freie Radikale erzeugen, die die DNA, Proteine und Zell-Lipide schädigen und so zur Karzinogenese beitragen.

Endokrine Störung
Endokrine Disruptoren : Einige Schadstoffe wirken als endokrine Disruptoren, indem sie die natürlichen Hormone des Körpers nachahmen oder stören. Dies kann die hormonellen Prozesse, die das Zellwachstum und die Fortpflanzung regulieren, aus dem Gleichgewicht bringen und das Risiko für hormonabhängige Krebsarten wie Brust- und Prostatakrebs erhöhen.

Chronische Entzündung
Entzündungsreaktion: Die Belastung durch bestimmte Schadstoffe kann zu chronischen Entzündungen führen, die, wenn sie anhalten, das Wachstum und die Ausbreitung von Krebszellen fördern können.

Zytokine und Wachstumsfaktoren: Chronische Entzündungen können zu einem Anstieg von Zytokinen und Wachstumsfaktoren führen, die die Zellteilung anregen und die Prozesse des programmierten Zelltods (Apoptose) hemmen können, wodurch Krebs begünstigt wird.

Immunsuppression
Schwächung des Immunsystems: Einige Schadstoffe können das Immunsystem schwächen, wodurch seine Fähigkeit, Krebszellen aufzuspüren und zu zerstören oder DNA-Schäden zu reparieren, beeinträchtigt wird.

Aktivierung von Onkogenen und Inaktivierung von Tumorsuppressor-Genen
Genetische Veränderungen: Die Umweltverschmutzung kann zur Aktivierung von Onkogenen (Gene, die, wenn sie mutiert sind oder in abnormalen Mengen exprimiert werden, zu Krebs führen können) und zur Inaktivierung von Tumorsuppressorgenen führen, wodurch die normale Kontrolle des Zellwachstums gestört wird.

Beeinträchtigung der Zellkommunikation
Zellsignalisierung: Schadstoffe können die Zellsignalwege stören, die das Wachstum, die Teilung und den Tod von Zellen regulieren, was zu einer unkontrollierten Zellvermehrung führt.

Epigenetik
Epigenetische Veränderungen: Einige Schadstoffe können epigenetische Veränderungen (Veränderungen der Genexpression ohne Veränderung der DNA-Sequenz) hervorrufen und so das Verhalten der Zellen in einer Weise beeinflussen, die die Entwicklung von Krebs begünstigen kann.

Diese Mechanismen zeigen, wie Umweltschadstoffe den kanzerogenen Prozess auf verschiedenen Ebenen der Zell- und Molekularbiologie initiieren oder fördern können. Das Verständnis dieser Mechanismen ist entscheidend für die Entwicklung wirksamer Strategien zur Vorbeugung und Behandlung von durch Umweltverschmutzung bedingten Krebserkrankungen.

Fallstudie: Hochbelastete Gebiete

Hochgradig verschmutzte Gebiete bieten entscheidende Fallstudien, um die Auswirkungen der Umweltverschmutzung auf die menschliche Gesundheit zu verstehen, insbesondere im Hinblick auf ein erhöhtes Krebsrisiko. Diese Fallstudien zeigen oft auffällige Korrelationen zwischen hohen Verschmutzungswerten und einer hohen Inzidenz bestimmter Krankheiten, einschließlich verschiedener Krebsarten, auf. Hier einige bemerkenswerte Beispiele:

1. Industrielles Ruhrtal in Deutschland
	Geschichte: Eines der am dichtesten besiedelten Industriegebiete Europas, das für seine Stahlwerke und Kohlebergwerke bekannt ist.
	GESUNDHEITSPROBLEME: Studien haben hohe Raten an Atemwegserkrankungen und Krebs, insbesondere Lungenkrebs, gezeigt, die mit Luftverschmutzung und Industrieemissionen in Verbindung gebracht werden.
2. Todesdreieck in Italien
	Lage: Diese Region um Neapel ist berüchtigt für die hohe Inzidenz von Krebserkrankungen, die auf die illegale Entsorgung von Industrieabfällen und die Verschmutzung von Wasser und Boden zurückgeführt wird.
	Feststellungen : Die Forschung hat einen Zusammenhang zwischen der Exposition gegenüber Umweltgiften und einem erhöhten Risiko für verschiedene Krebsarten festgestellt.
3. Bhopal, Indien
	Katastrophe: Bei der Katastrophe in der Union Carbide-Fabrik im Jahr 1984 wurde Giftgas freigesetzt, das zu unmittelbaren Todesfällen und langfristigen Gesundheitsproblemen führte.

Folgen: Die Überlebenden und ihre Nachkommen litten unter verschiedenen Gesundheitsproblemen, u. a. einer höheren Krebsrate, die auf die lange Exposition gegenüber Toxinen zurückgeführt wurden.

4. Appalachian Mining Basin in den USA

Hintergrund: Die Region ist für ihren intensiven Kohleabbau bekannt, der zu Luft- und Wasserverschmutzung führt.

Auswirkungen auf die Gesundheit: Es wurden hohe Raten an Lungenkrebs und anderen Atemwegserkrankungen dokumentiert, die häufig mit der Luftqualität und der Belastung durch Feinstaub in Verbindung gebracht werden.

5. Tschernobyl, Ukraine

Atomunfall: Bei der Katastrophe von 1986 gelangte radioaktives Material in die Umwelt.

Auswirkungen auf die Gesundheit: Anstieg der Fälle von Schilddrüsenkrebs, insbesondere bei Kindern, aufgrund der Strahlenbelastung.

6. Niger-Delta

Ölverschmutzung: Diese Ölförderregion leidet unter Wasser- und Bodenverschmutzung durch ausgelaufenes Öl.

Gesundheitliche Folgen: Die lokalen Gemeinden weisen hohe Raten an verschiedenen Gesundheitsproblemen, einschließlich Krebs, auf, die möglicherweise mit der Umweltverschmutzung in Verbindung stehen.

Diese Fallstudien zeigen, dass Menschen, die in stark verschmutzten Gebieten leben, häufig einem erhöhten Risiko ausgesetzt sind, an Krebs und anderen schweren Krankheiten zu erkranken. Sie unterstreichen die Bedeutung der Umweltüberwachung, strenger Vorschriften für die Umweltverschmutzung und der Durchführung von Dekontaminierungsmaßnahmen zum Schutz der öffentlichen Gesundheit.

Kapitel 4

ZEUGNISSE UND REALITÄTEN DES GRUNDSTÜCKS

Lebensgeschichten: Opfer von Umweltverschmutzung

Die Lebensgeschichten von Verschmutzungsopfern erzählen oft ergreifende Geschichten, die die direkten menschlichen Auswirkungen der Umweltverschmutzung beleuchten. Diese persönlichen Berichte liefern eine wesentliche Perspektive auf die tatsächlichen Folgen der Umweltverschmutzung, die weit über Statistiken und klinische Studien hinausgeht. Hier einige illustrative Beispiele:

1. Von Pestiziden betroffene Landwirte
   Hintergrund: In vielen landwirtschaftlichen Gebieten hat der intensive Einsatz von Pestiziden zu einer Verseuchung von Wasser und Boden geführt.
   Erfahrungsbericht: Ein Landwirt entwickelt nach jahrelangem Kontakt mit Pestiziden eine seltene Krebserkrankung. Er beschreibt, wie er nicht nur mit der Krankheit, sondern auch mit der Isolation und der Herausforderung zu kämpfen hatte, seine Gemeinschaft über die Gefahren der Chemikalien aufzuklären, die sie täglich verwenden.
2. Die Bewohner der Industriezonen
   Lage: Menschen, die in der Nähe von großen Industrieanlagen leben, sind oft stark verschmutzter Luft ausgesetzt.
   Erzählung: Eine Familie, die in der Nähe eines Stahlwerks lebt, teilt ihre Erfahrungen mit mehreren Familienmitgliedern, die an chronischen Atemwegserkrankungen und Krebs leiden. Sie bringen ihr Gefühl der Ohnmacht angesichts der verschlechterten Umweltsituation und des Fehlens befriedigender Antworten der Behörden zum Ausdruck.
3. Überlebende von Umweltkatastrophen
   Ereignisse: Katastrophen wie Ölverschmutzungen oder schwere Industrieunfälle haben langfristige gesundheitliche Folgen.
   Geschichte: Ein Überlebender einer solchen Katastrophe berichtet von den unmittelbaren Auswirkungen auf seine Gesundheit und die seiner Gemeinschaft, einschließlich chronischer Krankheiten und Krebs, sowie von anhaltenden wirtschaftlichen und psychologischen Schwierigkeiten.

4. Kinder und Familien in verschmutzten Städten

Rahmen: Städtische Gebiete mit hoher Luftverschmutzung stellen für Kinder ein besonderes Risiko dar.

Erfahrung: Eltern beschreiben ihren täglichen Kampf um den Schutz der Gesundheit ihres asthmatischen Kindes in einer Stadt mit gefährlich hoher Luftverschmutzung und verdeutlichen, wie schwierig es ist, Lebensentscheidungen zu treffen, wenn man mit wirtschaftlichen und sozialen Zwängen konfrontiert ist.

5. Indigene Bevölkerungen und kontaminierte Ressourcen

Hintergrund: Indigene Gemeinschaften sind häufig von der Verschmutzung der natürlichen Ressourcen betroffen, von denen sie abhängen.

Erzählung: Ein Mitglied einer indigenen Gemeinschaft berichtet, wie die Verseuchung von Wasser und Land durch Bergbauaktivitäten nicht nur zu Gesundheitsproblemen wie Krebs geführt hat, sondern auch ihre traditionelle Lebensweise und Kultur untergraben hat.

Diese Einzelschicksale zeigen die menschliche Dimension der Umweltverschmutzung auf - die Herausforderungen, Kämpfe und Verluste, die Einzelpersonen und Gemeinschaften erleben. Sie erinnern auf eindringliche Weise daran, dass hinter jeder Statistik über Umweltverschmutzung und Krebs echte Menschen stehen, mit ihren eigenen Geschichten, Hoffnungen und Ängsten.

Gemeinschaften im Kampf

Gemeinschaften, die gegen die Umweltverschmutzung und ihre gesundheitlichen Folgen wie Krebs kämpfen, stehen für Geschichten von Widerstandsfähigkeit, Solidarität und manchmal auch Erfolg bei der Bewältigung enormer Umweltherausforderungen. Diese Gemeinschaften, die sich oft in der Nähe industrieller Verschmutzungsquellen oder in vernachlässigten Gebieten befinden, setzen sich für ihr Recht auf eine gesunde Umwelt ein. Hier sind einige Beispiele für ihre Kämpfe:

1. Sammelklage gegen industrielle Verschmutzung

Situation: Gemeinden in der Nähe von Fabriken oder Industriekomplexen leiden unter einem hohen Maß an Luft- oder Wasserverschmutzung.

Kampf: Diese Gemeinschaften organisieren Demonstrationen, Petitionen und Gerichtsverfahren, um die Reduzierung von Schadstoffemissionen und bessere Umweltvorschriften zu fordern. Sie arbeiten oft mit NGOs und Experten zusammen, um die gesundheitlichen Auswirkungen zu dokumentieren und ihre Fälle zu stärken.

2. Reinigung und Umweltsanierung

Hintergrund: Gebiete, die durch jahrzehntelange Industrie- oder Bergbautätigkeiten kontaminiert wurden.

Mobilisierung: Anwohner schließen sich zusammen, um eine Säuberung und Sanierung ihrer Umgebung zu fordern. Dazu kann es gehören, Geld für unabhängige Umweltstudien zu sammeln und Druck auf die Regierungen auszuüben, damit diese eingreifen.

3. Gesundheitsförderung und Krebsvorbeugung

Herausforderung: In Gebieten mit hoher Umweltverschmutzung können die Krebsraten hoch sein.

Aktion: Die Gemeinden führen Programme zur Krebsaufklärung, kostenlose Vorsorgeuntersuchungen und Initiativen zur Gesundheitsförderung durch, um präventives Verhalten zu fördern und eine frühzeitige Diagnose zu erleichtern.

4. Widerstand gegen verschmutzende Projekte

Problem: Vorschläge für neue Industrie- oder Erweiterungsprojekte, die die Umweltverschmutzung zu erhöhen drohen.

Antwort: Die Gemeinden organisieren sich, um sich diesen Projekten durch Informationskampagnen, Demonstrationen und rechtliche Schritte zu widersetzen, wobei sie häufig auf die Risiken für die öffentliche Gesundheit hinweisen.

5. Umwelterziehung und -sensibilisierung

Bedarf: Ein Mangel an Bewusstsein und Aufklärung über die Auswirkungen der Umweltverschmutzung.

Initiativen: Es werden Bildungsprogramme gestartet, um die Einwohner über die Risiken der Umweltverschmutzung, die Möglichkeiten zur Verringerung der Exposition und die Bedeutung der Umweltüberwachung zu informieren.

6. Zusammenarbeit mit Wissenschaftlern und Experten

> **Strategie:** Um ihr Anliegen zu stärken, arbeiten die Gemeinden oft mit Forschern und Experten für öffentliche Gesundheit zusammen.

> **Ergebnis:** Diese Kooperationen ermöglichen epidemiologische und umweltbezogene Studien, die die notwendigen wissenschaftlichen Beweise liefern, um ihre Forderungen und Aktionen zu untermauern.

Diese Gemeinschaftskämpfe zeugen von der Fähigkeit der von der Umweltverschmutzung betroffenen Menschen, sich zu organisieren und bedeutende Veränderungen zu fordern. Sie verdeutlichen auch, wie wichtig bürgerschaftliches Engagement, Gemeinschaftssolidarität und gegenseitige Unterstützung bei der Bewältigung von Umwelt- und Gesundheitsherausforderungen sind.

Psychologische und soziale Auswirkungen

Die psychologischen und sozialen Auswirkungen der Umweltverschmutzung, insbesondere wenn sie mit einem erhöhten Risiko für schwere Krankheiten wie Krebs einhergeht, sind tiefgreifend und werden häufig unterschätzt. Diese Auswirkungen gehen über die unmittelbaren physischen Folgen hinaus und beeinträchtigen die Lebensqualität, das psychische Wohlbefinden und den sozialen Zusammenhalt von Einzelpersonen und Gemeinschaften. Zu diesen Auswirkungen gehören u. a:

Stress und Angst

> **Ständige Sorgen :** Das Leben in verschmutzten Gebieten kann zu chronischer Angst um die eigene Gesundheit und die der Angehörigen führen, besonders wenn ein hohes Risiko für Krankheiten wie Krebs besteht.

> **Angst vor der Zukunft :** Die Angst vor den langfristigen Folgen der Exposition gegenüber Umweltverschmutzung, sowohl für die Gesundheit als auch für die Umwelt, kann eine ständige Quelle von Stress sein.

Auswirkungen auf die geistige Gesundheit

> **Depression:** Das Bewusstsein für Gesundheitsrisiken und Umweltzerstörung kann zu Gefühlen der Verzweiflung und Depression führen, vor allem bei Menschen, die sich machtlos fühlen, ihre Situation zu ändern.

Traumata: Menschen, die von Umweltkatastrophen aufgrund von Umweltverschmutzung betroffen sind, können ein dauerhaftes psychologisches Trauma erleiden.

Auswirkungen auf den Zusammenhalt der Gemeinschaft

Konflikte und Spannungen : Umweltverschmutzung kann zu Konflikten innerhalb von Gemeinschaften führen, insbesondere wenn Uneinigkeit über Ursachen, Verantwortlichkeiten und Maßnahmen besteht.

Gefühl der Vernachlässigung: Gemeinden, die sich von den Behörden oder Unternehmen, die für die Umweltverschmutzung verantwortlich sind, vernachlässigt oder im Stich gelassen fühlen, können ein Gefühl der Isolation und des Misstrauens empfinden.

Auswirkungen auf Kinder und Familien

Entwicklung von Kindern : Kinder, die in verschmutzten Umgebungen leben, können besonders anfällig für psychologische Auswirkungen sein, die ihre emotionale und soziale Entwicklung beeinträchtigen.

Familiendynamiken: Die Erkrankung eines Familienmitglieds aufgrund von Umweltverschmutzung kann die Rollen und Dynamiken innerhalb der Familie verändern, was manchmal zu zusätzlichem finanziellen und emotionalen Druck führt.

Wirtschaftliche und soziale Folgen

Verlust von Einkommen und Beschäftigung: Die Umweltverschmutzung kann die Existenzgrundlage beeinträchtigen, insbesondere in Gemeinden, die von natürlichen Ressourcen abhängig sind, und so den wirtschaftlichen Stress erhöhen.

Marginalisierung und Umwelt-Ungerechtigkeit: Arme und marginalisierte Gemeinschaften sind oft am stärksten von der Umweltverschmutzung betroffen, wodurch sich soziale und wirtschaftliche Ungleichheiten verschärfen.

Auswirkungen auf die Lebensqualität

Tägliche Einschränkungen: Die Umweltverschmutzung kann Aktivitäten im Freien, soziale Interaktionen und den Zugang zu gesunden Umgebungen einschränken und so die allgemeine Lebensqualität verringern.

Diese Auswirkungen zeigen, dass die Folgen der Umweltverschmutzung weit über die körperliche Gesundheit hinausgehen und tief in das soziale und psychologische Gefüge von Einzelpersonen und Gemeinschaften eingreifen. Die

Berücksichtigung dieser Aspekte ist für eine umfassende und wirksame Reaktion auf die Umweltverschmutzung und ihre Folgen von entscheidender Bedeutung.

Kapitel 5

47

DIE WISSENSCHAFT HINTER DEN FAKTEN

Forschung und Entdeckungen Jüngste

Die jüngste Forschung auf dem Gebiet der Umweltverschmutzung und ihres Zusammenhangs mit Krebs hat zu mehreren wichtigen Entdeckungen geführt. Diese Fortschritte verbessern unser Verständnis davon, wie sich die Umweltverschmutzung auf die menschliche Gesundheit auswirkt, und ebnen den Weg für neue Strategien zur Vorbeugung und Behandlung. Hier einige der relevantesten Entdeckungen und Forschungsarbeiten :

Fortschritte im Verständnis der molekularen Mechanismen

Zelluläre Interaktionen: Neuere Studien haben die komplexen Interaktionen zwischen Schadstoffen und menschlichen Zellen beleuchtet, darunter auch, wie einige Schadstoffe die DNA verändern oder Zellprozesse stören.

Biomarker für die Exposition: Die Entwicklung von Biomarkern zur Messung der Exposition gegenüber bestimmten Schadstoffen trägt dazu bei, eine direktere Verbindung zwischen der Exposition gegenüber Umweltverschmutzung und dem Krebsrisiko herzustellen.

Luftverschmutzung und Krebsrisiko

Ultrafeine Partikel: Die Forschung hat unser Verständnis der gesundheitlichen Auswirkungen von ultrafeinen Partikeln (kleiner als 2,5 Mikrometer) vertieft und zeigt eine klarere Verbindung zu bestimmten Krebsarten, insbesondere Lungenkrebs.

Innenraumverschmutzung: Der Luftverschmutzung in Innenräumen wird mehr Aufmerksamkeit geschenkt, einschließlich der Risiken durch Passivrauchen, Heiz- und Kochgeräte und Baumaterialien.

Auswirkungen neu auftretender Schadstoffe

Mikroplastik: Die Untersuchung der Auswirkungen von Mikroplastik, insbesondere ihres Vorkommens in den Nahrungsketten und ihrer potenziellen krebserregenden Wirkung, ist zu einem wichtigen Forschungsbereich geworden.

Neue chemische Schadstoffe: Die Forschung erstreckt sich auf weniger bekannte oder neu entstehende Schadstoffe wie Flammschutzmittel, spezifische Industriechemikalien und Nanopartikel.

Technologien zur Erkennung und Reinigung

Umweltüberwachung: Die Entwicklung fortschrittlicher Technologien zur Überwachung der Luft- und Wasserverschmutzung trägt dazu bei, Risiken für die menschliche Gesundheit zu erkennen und zu quantifizieren.

Luft- und Wasserreinigung: Fortschritte bei den Reinigungs- und Filtermethoden bieten neue Möglichkeiten, die Belastung durch Schadstoffe zu verringern.

Auswirkungen der Umweltverschmutzung auf die globale Gesundheit

Groß angelegte Studien: Groß angelegte Forschungsprojekte, z. B. solche, die Gesundheits- und Umweltdaten integrieren, liefern wertvolle Informationen über die langfristigen Auswirkungen der Umweltverschmutzung auf verschiedene Bevölkerungsgruppen.

Präventive und regulatorische Ansätze

Politik im Bereich der öffentlichen Gesundheit: Die Forschung informiert über die Politik im Bereich der öffentlichen Gesundheit, die auf die Verringerung der Umweltverschmutzung und den Schutz gefährdeter Bevölkerungsgruppen abzielt.

Prävention und Bewusstseinsbildung: Bildungs- und Präventionsprogramme, die auf neuesten wissenschaftlichen Erkenntnissen beruhen, werden zunehmend angenommen, um die Öffentlichkeit für die Risiken der Umweltverschmutzung zu sensibilisieren.

Diese Entdeckungen und Forschungsarbeiten unterstreichen die Dynamik und die ständige Weiterentwicklung im Bereich der Umweltverschmutzung und der menschlichen Gesundheit. Sie eröffnen neue Perspektiven für die Bewältigung der durch die Umweltverschmutzung verursachten Herausforderungen und zeigen vielversprechende Wege für die Prävention und Behandlung von durch Umweltverschmutzung bedingten Krankheiten, einschließlich Krebs, auf.

Spezifische Schadstoffe und Karzinogene

Das Verständnis von Schadstoffen und spezifischen Karzinogenen ist entscheidend, um die mit der Umweltverschmutzung verbundenen Risiken zu bewerten und zu bewältigen. Viele Schadstoffe wurden als krebserregend identifiziert, d. h. sie haben die Fähigkeit, die Entwicklung von Krebs zu verursachen oder zu fördern. Hier sind einige der bekanntesten Schadstoffe und Karzinogene :

Atmosphärische Schadstoffe

Feinstaubpartikel (PM2.5 und PM10) : In der Luft schwebend, können diese Partikel tief in die Lunge eindringen und sogar in den Blutkreislauf gelangen, was das Risiko von Lungenkrebs erhöht.

Benzol: Benzol kommt in Tabakrauch, Benzin und Industrieemissionen vor und ist ein bekanntes Karzinogen, das mit Blutkrebs wie Leukämie in Verbindung gebracht wird.

Asbest : Die Exposition gegenüber Asbest, vor allem im beruflichen Umfeld, ist eine gut belegte Ursache für Mesotheliom (ein Krebs des Rippenfells) und Lungenkrebs.

Wasserschadstoffe

Arsen: Arsen ist in einigen Trinkwasserquellen enthalten und kann Haut-, Blasen- und Lungenkrebs verursachen.

Nitrate: Werden in Düngemitteln für die Landwirtschaft verwendet, können in das Trinkwasser gelangen und wurden mit einem erhöhten Risiko für bestimmte Krebsarten, insbesondere Magenkrebs, in Verbindung gebracht.

Bodenschadstoffe und Lebensmittelkontaminanten

Dioxine und PCB (Polychlorierte Biphenyle) : Diese Umweltschadstoffe können sich in der Nahrungskette anreichern und werden mit verschiedenen Krebsarten in Verbindung gebracht.

Pestizide und Herbizide: Einige in der Landwirtschaft verwendete Chemikalien, wie Glyphosat, sind wegen ihres möglichen Zusammenhangs mit Krebs umstritten.

Industrielle chemische Verbindungen

Polyzyklische aromatische Kohlenwasserstoffe (PAK): PAK kommen in Rauch, Teer und einigen Industrieprodukten vor und sind bekannte Karzinogene.

Schwermetalle: Blei, Kadmium und Quecksilber, die häufig in kontaminierten Industriestandorten vorkommen, können das Risiko für bestimmte Krebsarten erhöhen.

Schadstoffe in Innenräumen

Radon: Dieses natürliche radioaktive Gas, das sich in Häusern ansammeln kann, ist nach dem Rauchen die zweithäufigste Ursache für Lungenkrebs.

Tabakrauch: Passivrauch ist eine Mischung aus mehr als 7 000 chemischen Substanzen, von denen viele krebserregend sind.

Berufliche Risikofaktoren

Spezifische Arbeitsbelastungen: Bei bestimmten Berufen, insbesondere in der chemischen Industrie, der Stahlindustrie und im Baugewerbe, sind die Arbeitnehmer aufgrund der Exposition gegenüber bestimmten Stoffen einem erhöhten Krebsrisiko ausgesetzt.

Die Erkennung und Regulierung dieser Schadstoffe und Karzinogene ist für die Krebsprävention von entscheidender Bedeutung. Bemühungen, die Exposition gegenüber diesen Stoffen zu verringern, sei es durch persönliche Schutzmaßnahmen, Änderungen der industriellen Prozesse oder staatliche Vorschriften, sind für die Verbesserung der öffentlichen Gesundheit von entscheidender Bedeutung.

Wissenschaftliche Herausforderungen und Perspektiven

Die Forschung über den Zusammenhang zwischen Umweltverschmutzung und Krebs schreitet zwar rasch voran, steht aber vor mehreren wissenschaftlichen Herausforderungen und Perspektiven. Diese Herausforderungen müssen angegangen werden, um ein tieferes Verständnis und die Entwicklung wirksamer Präventions- und Behandlungsstrategien zu ermöglichen. Im Folgenden sind einige der wichtigsten Herausforderungen und Perspektiven in diesem Bereich aufgeführt:

Wissenschaftliche Herausforderungen

Komplexität von Ausstellungen :

Umweltverschmutzung tritt in vielen Formen auf (Luft, Wasser, Boden) und Menschen sind oft einer

Mischung von Schadstoffen ausgesetzt, was das Verständnis der spezifischen Auswirkungen auf die Gesundheit erschwert.

Kausale Verbindungen :
Einen direkten kausalen Zusammenhang zwischen der Exposition gegenüber bestimmten Schadstoffen und der Entwicklung von Krebs herzustellen, ist aufgrund der langen Latenzzeit von Krebs und des Einflusses anderer Risikofaktoren schwierig.

Individuelle Variabilität :
Genetische Unterschiede zwischen Individuen können die Art und Weise beeinflussen, wie sie auf Umweltverschmutzung reagieren, was es schwierig macht, die Ergebnisse zu verallgemeinern.

Belichtungsmessung :
Die genaue Messung der langfristigen Exposition gegenüber niedrigen Schadstoffwerten bleibt eine Herausforderung, für die fortschrittliche Technologien und Methoden erforderlich sind.

Perspektiven

Überwachungs- und Aufdeckungstechnologien :
Die Entwicklung empfindlicherer Technologien zur Überwachung und zum Nachweis von Umweltschadstoffen wird genauere Daten für die Forschung liefern.

Integrierte und multidisziplinäre Ansätze :
Integrierte Ansätze, die Epidemiologie, Toxikologie, Molekularbiologie und Genetik miteinander verbinden, können zu einem besseren Verständnis der Mechanismen führen, durch die die Umweltverschmutzung Krebs beeinflusst.

Prävention und Sensibilisierung :
Die Verbesserung des öffentlichen Bewusstseins und die Entwicklung von Präventionsstrategien auf der Grundlage der aktuellen wissenschaftlichen Erkenntnisse können dazu beitragen, die durch Umweltverschmutzung bedingte Krebsbelastung zu verringern.

Datenbasierte Richtlinien :
Forschungsdaten können die öffentliche Politik und die Vorschriften zur Kontrolle und Verringerung der Umweltverschmutzung aufklären.

Globale Zusammenarbeit :
Umweltverschmutzung und Krebs sind globale Probleme. Die internationale Zusammenarbeit in der Forschung und der Austausch von Daten kann zu bedeutenden Fortschritten führen.
Innovationen bei der Behandlung :
Die Forschung könnte sich auch auf die Entwicklung wirksamerer Behandlungsmethoden für Krebserkrankungen konzentrieren, die speziell mit der Umweltverschmutzung in Verbindung stehen.

Durch die Überwindung dieser Herausforderungen und die Nutzung dieser Perspektiven kann die Wissenschaft Fortschritte machen, um die Auswirkungen der Umweltverschmutzung auf Krebs besser zu verstehen und zu bewältigen, was zu erheblichen Verbesserungen bei der Prävention, Diagnose und Behandlung dieser komplexen und vielgestaltigen Krankheit führen wird.

Kapitel 6

55

PRÄVENTION UND AKTION

Präventions- und Sicherheitsmaßnahmen

Präventions- und Sicherheitsmaßnahmen sind entscheidend, um das mit der Umweltverschmutzung verbundene Krebsrisiko zu senken. Diese Maßnahmen beinhalten eine Kombination von Aktionen auf verschiedenen Ebenen - individuell, in der Gemeinde und auf Regierungsebene. Hier sind einige Schlüsselstrategien:

Auf individueller Ebene
    Persönliche Exposition reduzieren :
        Meiden Sie Gebiete mit starker Luftverschmutzung, insbesondere bei intensiver körperlicher Betätigung.
        Luftreiniger in Wohnungen verwenden, vor allem in verschmutzten städtischen Gebieten.
    Gesunde Lebensstilwahlen :
        Nehmen Sie eine Ernährung mit viel Obst und Gemüse und wenig verarbeiteten Lebensmitteln und rotem Fleisch zu sich.
        Hören Sie mit dem Rauchen auf und vermeiden Sie Passivrauchen.
    Sensibilisierung und Bildung :
        Sich über lokale Verschmutzungsrisiken und Möglichkeiten zur Verringerung der Exposition auf dem Laufenden halten.
        Teilnahme an Programmen zur Sensibilisierung für Gesundheit und Krebsvorsorge.
Auf Gemeinschaftsebene
    Überwachung der Luft- und Wasserqualität :
        Richten Sie lokale Überwachungssysteme ein, um die Anwohner über den Verschmutzungsgrad zu informieren.
        Förderung der Beteiligung der Gemeinschaft an der Überwachung und Meldung von Verschmutzungsproblemen.
    Kollektive Aktionen :
        Organisieren Sie Säuberungskampagnen und Baumpflanzungen, um die Qualität der lokalen Umwelt zu verbessern.
        Sich in Advocacy-Aktionen für bessere Umweltvorschriften engagieren.

Auf Regierungs- und institutioneller Ebene
        Vorschriften und Normen :
                Strenge Normen für Industrieemissionen,
        Kraftfahrzeuge und gefährliche Chemikalien
        durchsetzen.
                Verschärfung der Gesetze und Kontrollen für die
        Bewirtschaftung von Industrie- und
        Haushaltsabfällen.
        Förderung von sauberer Energie und nachhaltigen
Technologien :
                Förderung der Nutzung erneuerbarer Energien
        und umweltfreundlicherer Technologien.
                Subventionierung von Forschung und
        Entwicklung im Bereich der Technologien zur
        Verringerung der Umweltverschmutzung.
        Programme zur öffentlichen Gesundheit :
                Nationale Kampagnen zur Sensibilisierung für die
        Risiken der Umweltverschmutzung durchführen.
                Zugängliche Krebsvorsorge- und
        Früherkennungsprogramme   anbieten.
        Internationale Partnerschaften :
                Mit anderen Ländern und internationalen
        Organisationen zusammenarbeiten, um die
        Probleme der grenzüberschreitenden
        Umweltverschmutzung   anzugehen.

Diese Maßnahmen können, wenn sie konsequent und nachhaltig umgesetzt werden, eine bedeutende Rolle bei der Verringerung der Belastung durch Umweltverschmutzung und damit bei der Senkung des Krebsrisikos spielen. Sie erfordern das Engagement und die Zusammenarbeit aller Bereiche der Gesellschaft.

Politik im Bereich der öffentlichen Gesundheit und Rolle der Regierung

Die Gesundheitspolitik und die Rolle der Regierungen sind von grundlegender Bedeutung für die Bekämpfung der Umweltverschmutzung und die Prävention der damit verbundenen Krebserkrankungen. Regierungsbehörden können mehrere entscheidende Rollen spielen, die von der Regulierung und Kontrolle der Umweltverschmutzung bis hin zur

Sensibilisierung und Unterstützung der Forschung reichen. Hier sind einige Schlüsselaspekte dieser Politiken und Rollen:

Regulierung und Kontrolle

Luft- und Wasserqualitätsstandards: Festlegung und Durchsetzung strenger Standards zur Begrenzung der Schadstoffwerte in Luft und Wasser.

Regulierung von Industrieemissionen: Durchsetzung von Grenzwerten für Emissionen aus Fabriken, Kraftwerken und anderen industriellen Quellen.

Abfallmanagement: Einführung wirksamer Strategien für das Management und die Behandlung von Industrie- und Haushaltsabfällen, einschließlich giftiger Substanzen.

Sensibilisierung und Bildung

Informationskampagnen: Starten Sie öffentliche Aufklärungskampagnen über die Gesundheitsrisiken der Umweltverschmutzung und darüber, wie man die persönliche Belastung reduzieren kann.

Bildungsprogramme: Integration der Umwelterziehung in die Lehrpläne, um das Bewusstsein schon in jungen Jahren zu schärfen.

Unterstützung für Forschung und Entwicklung

Forschungsfinanzierung: Vergabe von Mitteln für die Erforschung der Auswirkungen der Umweltverschmutzung auf die Gesundheit und neuer Technologien zur Überwachung und Verringerung der Umweltverschmutzung.

Wissenschaftliche Zusammenarbeit: Förderung der Zusammenarbeit zwischen Universitäten, Forschungsinstituten und dem Privatsektor, um Innovationen im Bereich der Umweltgesundheit zu fördern.

Politik im Bereich der öffentlichen Gesundheit

Krebsfrüherkennungsprogramme: Einrichtung und Förderung von Früherkennungsprogrammen für durch Umweltverschmutzung bedingte Krebserkrankungen.

Präventive Gesundheitsmaßnahmen: Entwicklung von Initiativen im Bereich der öffentlichen Gesundheit, die sich auf die Krebsprävention konzentrieren, einschließlich Empfehlungen zu Lebensstil und Ernährung.

Internationale Zusammenarbeit

Umweltabkommen: Teilnahme an internationalen Abkommen und Initiativen zur Bekämpfung der weltweiten Umweltverschmutzung.

Austausch bewährter Verfahren: Austausch von Wissen und Erfahrungen im Bereich der Regulierung und Kontrolle der Umweltverschmutzung mit anderen Ländern.

Lokale und regionale Aktionen

Stadtpolitik: Förderung einer nachhaltigen Stadtpolitik, z. B. Verbesserung des öffentlichen Nahverkehrs und Einrichtung von Umweltzonen.

Unterstützung der Gemeinschaften: Arbeiten Sie direkt mit den lokalen Gemeinschaften zusammen, um spezifische Verschmutzungsprobleme zu identifizieren und zu lösen.

Durch einen ganzheitlichen und multidimensionalen Ansatz können die Regierungen eine entscheidende Rolle bei der Verringerung der Belastung durch Umweltverschmutzung und damit bei der Senkung des Krebsrisikos spielen. Diese Bemühungen erfordern eine enge Zusammenarbeit zwischen verschiedenen Regierungssektoren, dem Privatsektor, den Gemeinden und internationalen Organisationen.

Mobilisierung der Gemeinschaft und Sensibilisierung

Die Mobilisierung der Gemeinschaft und die Bewusstseinsbildung sind bei der Bekämpfung der Umweltverschmutzung und der Krebsprävention von entscheidender Bedeutung. Diese Bemühungen beinhalten das aktive Engagement der lokalen Gemeinschaften, um die Verschmutzungsprobleme, von denen sie betroffen sind, zu erkennen, zu verstehen und zu handeln. Hier einige Schlüsselstrategien:

Bildung und Sensibilisierung

Workshops und Seminare: Organisieren Sie Bildungsveranstaltungen, um die Einwohner über die Risiken der Umweltverschmutzung und die Möglichkeiten, sich zu schützen, zu informieren.

Unterrichtsmaterial: Verteilen Sie Broschüren, Poster und Online-Ressourcen, um das Bewusstsein für die Auswirkungen der Umweltverschmutzung auf die Gesundheit zu schärfen.

Sensibilisierungskampagnen

Medienkampagnen: Nutzen Sie die lokalen Medien, soziale Netzwerke und andere Plattformen, um Informationen über Umweltverschmutzung und Krebs zu verbreiten.

Sensibilisierungstage: Organisation von Thementagen mit dem Schwerpunkt Umweltgesundheit zur Sensibilisierung der Öffentlichkeit.

Partizipation und Gemeinschaftliches Engagement

Arbeitsgruppen: Bilden Sie Arbeitsgruppen oder Ausschüsse, die sich mit spezifischen Problemen der Umweltverschmutzung in der Gemeinde befassen.

Öffentliche Foren: Halten Sie Versammlungen ab, bei denen die Einwohner über Umweltbelange diskutieren und Lösungen vorschlagen können.

Zusammenarbeit mit lokalen Behörden

Advocacy: Arbeiten Sie mit den örtlichen Behörden zusammen, um Richtlinien und Vorschriften zur Verringerung der Umweltverschmutzung zu entwickeln.

Partnerschaften: Bilden Sie Partnerschaften mit Schulen, Krankenhäusern und lokalen Unternehmen für gemeinsame Initiativen zur Verringerung der Umweltverschmutzung.

Initiativen zur Umweltüberwachung

Citizen Monitoring Programs: Ermutigung der Einwohner, sich an der Überwachung der Luft- und Wasserqualität zu beteiligen.

Anwendungen und Technologien: Nutzen Sie mobile Anwendungen und andere Technologien, damit Bürgerinnen und Bürger Probleme mit der Umweltverschmutzung melden können.

Kollektive Aktionen

Demonstrationen und Petitionen: Organisieren Sie friedliche Demonstrationen und Petitionen, um auf bestimmte Probleme der Umweltverschmutzung aufmerksam zu machen.

Säuberung und Wiederaufforstung: Führen Sie Säuberungskampagnen und Baumpflanzungsprojekte durch, um die lokale Umwelt zu verbessern.

Aufbau von Gemeindekapazitäten

Schulungen und Ressourcen: Bereitstellung von Schulungen und Ressourcen, die den Gemeinden helfen, effektiv mit Verschmutzungsproblemen umzugehen.

Unterstützungsnetzwerke: Aufbau von Unterstützungsnetzwerken, um Erfahrungen, Wissen und Ressourcen zwischen den betroffenen Gemeinden auszutauschen.

Die Mobilisierung und Sensibilisierung der Gemeinschaft spielt eine lebenswichtige Rolle bei der Schaffung einer gesünderen Umwelt und bei der Prävention von Krankheiten, die mit der Umweltverschmutzung zusammenhängen, wie z. B. Krebs. Wenn die Gemeinden informiert und engagiert sind, können sie zu mächtigen Agenten des Wandels und der Anwaltschaft für eine bessere Lebensqualität werden.

Kapitel 7

63

UMWELTAUSWIRKUNGEN UND KREBS

Klimawandel und Umweltverschmutzung

Klimawandel und Umweltverschmutzung sind eng miteinander verknüpft, wobei jeder Aspekt den anderen beeinflusst und verschärft. Diese Wechselwirkung stellt einzigartige Herausforderungen sowohl für die Umwelt als auch für die menschliche Gesundheit dar. Hier sind einige Schlüsselaspekte der Beziehung zwischen Klimawandel und Umweltverschmutzung :

Exazerbierte Auswirkungen des Klimawandels auf die Umweltverschmutzung

Luftqualität: Höhere Temperaturen aufgrund des Klimawandels können den Gehalt an bodennahem Ozon erhöhen, einem gefährlichen Luftschadstoff, der Atemwegs- und Herz-Kreislauf-Probleme verschärft.

Ausbreitung von Schadstoffen : Extreme Wetterbedingungen wie Stürme und Überschwemmungen können Schadstoffe über größere Entfernungen verbreiten und so die Exposition in zuvor weniger betroffenen Gebieten erhöhen.

Auswirkungen der Umweltverschmutzung auf den Klimawandel

Treibhausgase: Luftschadstoffe, insbesondere Kohlendioxid (CO2) und Methan (CH4), sind wichtige Treibhausgase, die zur globalen Erwärmung beitragen.

Albedo und Erwärmung: Bestimmte Schadstoffe, wie Rußpartikel, können die Albedo (Reflexion des Sonnenlichts) der Erde beeinflussen und so das Klima beeinflussen.

Kombinierte Effekte auf die menschliche Gesundheit

Zunahme von Krankheiten : Die Kombination aus Umweltverschmutzung und Klimawandel kann zu einem Anstieg von Atemwegserkrankungen, Hitzschlag, Herzerkrankungen und Krebs führen.

Ernährungssicherheit und Wasser: Der Klimawandel wirkt sich auf die Verfügbarkeit und Qualität von Wasser und Nahrungsmitteln aus, was sich auf die menschliche Gesundheit auswirken kann, insbesondere in gefährdeten Regionen.

Herausforderungen für Ökosysteme

Verlust an biologischer Vielfalt: Klimawandel und Umweltverschmutzung können natürliche Lebensräume schädigen und damit die biologische Vielfalt und wichtige Ökosystemleistungen bedrohen.

Ozeanverschmutzung: Die Versauerung der Ozeane durch die Aufnahme von CO2 in Verbindung mit der Verschmutzung durch Kunststoffe und Chemikalien beeinträchtigt das Meeresleben erheblich.

Sozioökonomische Herausforderungen

Ungleichheit: Die Auswirkungen des Klimawandels und der Umweltverschmutzung sind nicht gleichmäßig verteilt und treffen arme und gefährdete Gemeinschaften am härtesten.

Klimamigration: Die kombinierten Auswirkungen auf Umwelt und Gesundheit können Menschen zur Migration zwingen, wodurch Klimaflüchtlinge entstehen.

Integrierte Lösungen

Umweltpolitik: Integrierte Politiken, die sich sowohl mit der Umweltverschmutzung als auch mit dem Klimawandel befassen, sind für ein effektives Management erforderlich.

Grüne Technologien : Die Entwicklung und Einführung sauberer und erneuerbarer Technologien kann die Schadstoffemissionen verringern und gleichzeitig den Klimawandel abschwächen.

Zusammenfassend lässt sich sagen, dass die Beziehung zwischen Klimawandel und Umweltverschmutzung ein komplexer Kreislauf ist, in dem jedes Problem das andere verstärkt. Verständnis und konzertierte Aktionen an diesen beiden Fronten sind entscheidend, um sowohl die Umwelt als auch die öffentliche Gesundheit zu schützen.

Auswirkungen von Umweltkatastrophen über Gesundheit

Umweltkatastrophen, ob durch menschliche Aktivitäten oder Naturereignisse verursacht, haben tief greifende und oft lang anhaltende Auswirkungen auf die menschliche Gesundheit. Diese Auswirkungen können direkt und unmittelbar, aber auch indirekt und langfristig sein. Hier ein Überblick über die gesundheitlichen Folgen solcher Katastrophen :

Direkte und Unmittelbare Auswirkungen

Verletzungen und Todesfälle: Industrieunfälle, verschüttete Chemikalien, Erdbeben, Überschwemmungen und Wirbelstürme können zu unmittelbaren körperlichen Verletzungen und manchmal auch zum Tod führen.

Atemprobleme: Waldbrände, Vulkanausbrüche und Chemieunfälle können giftige Partikel und Gase in die Luft freisetzen, die zu akuten Atemproblemen führen.

Indirekte und langfristige Auswirkungen

Chronische Krankheiten: Eine längere Exposition gegenüber Schadstoffen, die bei Katastrophen freigesetzt werden, kann das Risiko für chronische Krankheiten erhöhen, darunter Krebs, Atemwegs- und Herz-Kreislauf-Erkrankungen.

Psychologische Probleme: Katastrophen können zu erheblichem Stress und Angst führen, was wiederum zu psychologischen Problemen wie posttraumatischem Stresssyndrom (PTSD), Depressionen und Angstzuständen führt.

Auswirkungen auf die Gesundheitssysteme

Überlastung der Gesundheitsdienste: Umweltkatastrophen können die lokalen Gesundheitssysteme überlasten und den Zugang zu notwendiger medizinischer Versorgung und Behandlung behindern.

Infrastrukturverlust: Die Zerstörung von Gesundheitseinrichtungen kann den Zugang zu Gesundheitsversorgung, sauberem Wasser und sanitären Einrichtungen einschränken und so die Probleme der öffentlichen Gesundheit verschärfen.

Risiken von Epidemien und Infektionskrankheiten

Ausbreitung von Krankheiten : Die Bedingungen nach einer Katastrophe, wie stehendes Wasser und Vertreibung, können die Ausbreitung von Infektionskrankheiten wie Cholera, Dengue-Fieber und Malaria begünstigen.

Störung von Impfungen : Katastrophen können Impfprogramme unterbrechen und so das Risiko von Ausbrüchen durch Impfung vermeidbarer Krankheiten erhöhen.

Auswirkungen auf die geistige Gesundheit

Emotionale Traumata : Der Verlust von Angehörigen, Häusern und Lebensgrundlagen kann verheerende

Auswirkungen auf die psychische Gesundheit von Menschen haben.

Auswirkungen auf die Gemeinschaften: Die betroffenen Gemeinschaften können ein Gefühl von Verlust und Verzweiflung erleben, was den sozialen Zusammenhalt und die gegenseitige Unterstützung beeinträchtigt.

Auswirkungen auf Ernährung und Lebensmittel

Ernährungsunsicherheit: Störungen in der Nahrungsmittelproduktion und -verteilung können zu Unterernährung führen, vor allem bei Kindern und gefährdeten Bevölkerungsgruppen.

Trinkwasser: Die Verunreinigung von Trinkwasser kann Magen-Darm-Erkrankungen und andere Gesundheitsprobleme verursachen.

Auswirkungen auf gefährdete Populationen

Kinder und ältere Menschen: Diese Gruppen sind sowohl physisch als auch psychisch besonders anfällig für die Auswirkungen von Katastrophen.

Gemeinschaften mit geringem Einkommen: Arme Gemeinschaften sind oft am härtesten betroffen, da sie über weniger Ressourcen verfügen, um sich auf Katastrophen vorzubereiten, auf sie zu reagieren und sich von ihnen zu erholen.

Indem sie diese verschiedenen Auswirkungen erkennen und verstehen, können sich Regierungen, Hilfsorganisationen und Gemeinschaften besser auf Umweltkatastrophen vorbereiten und auf sie reagieren und so ihre negativen Auswirkungen auf die menschliche Gesundheit minimieren.

Biodiversität, Ökosysteme und ihre Verbindung zu Krebs

Die biologische Vielfalt und die Gesundheit der Ökosysteme spielen eine entscheidende Rolle für die menschliche Gesundheit, auch bei der Prävention und Bekämpfung von Krebs. Die Zerstörung von Ökosystemen und der Verlust der biologischen Vielfalt können direkte und indirekte Auswirkungen auf die Krebsinzidenz haben. Hier sind einige Aspekte dieser Beziehung:

Die Rolle von Ökosystemen bei der Regulierung von Schadstoffen

Natürliche Filterung: Ökosysteme wie Wälder, Feuchtgebiete und Ozeane wirken als natürliche Filter, indem sie Schadstoffe, die für den Menschen krebserregend sein können, aufnehmen und abbauen.

Verringerung der Luftverschmutzung: Pflanzen und Bäume nehmen schädliche Luftschadstoffe auf und tragen so zur Verbesserung der Luftqualität und zur Verringerung des Risikos von Atemwegskrebs bei.

Verlust der Biodiversität und Gesundheitsrisiken

Ökologische Ungleichgewichte: Der Verlust der biologischen Vielfalt kann zu ökologischen Ungleichgewichten führen, die die Ausbreitung bestimmter krankheitsübertragender Arten oder die Konzentration von Schadstoffen begünstigen.

Verlust von natürlichen Quellen für Medikamente : Viele Medikamente, einschließlich derer, die in der Chemotherapie verwendet werden, sind von Verbindungen abgeleitet, die in der Natur gefunden werden. Der Verlust der biologischen Vielfalt verringert das Potenzial für die Entdeckung neuer Krebstherapien.

Wechselwirkungen zwischen Klimawandel, Ökosystemen und Krebs

Veränderung der Verbreitungsgebiete von Krankheiten : Der Klimawandel kann durch die Veränderung der Ökosysteme die Verbreitungsgebiete einiger Infektionskrankheiten ausweiten, die manchmal auch Risikofaktoren für bestimmte Krebsarten sind.

Umweltstress: Veränderungen in den Ökosystemen durch den Klimawandel können die Konzentration bestimmter Schadstoffe erhöhen oder ihre Verteilung verändern und so indirekt das Krebsrisiko beeinflussen.

Ökosystemdienstleistungen und Krebsprävention

Lebensmittel und Ernährung: Gesunde Ökosysteme bieten eine Vielfalt an Lebensmitteln, die reich an Nährstoffen und phytochemischen Verbindungen sind, die für die Krebsprävention entscheidend sind.

Geistiges und körperliches Wohlbefinden: Der Zugang zu gesunden natürlichen Umgebungen fördert die körperliche Aktivität und das geistige Wohlbefinden, beides wichtige Faktoren bei der Krebsprävention.

Forschung und Bildung

Epidemiologische Studien: Es besteht Forschungsbedarf, um besser zu verstehen, wie sich die

Gesundheit von Ökosystemen auf das Auftreten von Krebs beim Menschen auswirkt.

Bewusstseinsbildung: Aufklärung der Öffentlichkeit über die Bedeutung der Erhaltung der biologischen Vielfalt und der Ökosysteme für die menschliche Gesundheit, einschließlich der Krebsprävention.

Die Erhaltung und Wiederherstellung von Ökosystemen und der biologischen Vielfalt ist nicht nur für die Umwelt, sondern auch für die menschliche Gesundheit von entscheidender Bedeutung. Indem wir diese Zusammenhänge erkennen und handeln, können wir sowohl zum Schutz unseres Planeten als auch zur Bekämpfung von Krebs beitragen.

Kapitel 8

71

DIE UNSICHTBARE VERSCHMUTZUNG

Schall- und Lichtverschmutzung und ihre Auswirkungen

Obwohl Lärm- und Lichtverschmutzung oft weniger sichtbar sind als andere Formen der Umweltverschmutzung, haben sie erhebliche Auswirkungen auf die menschliche Gesundheit und die Umwelt. Hier ein Überblick über ihre Auswirkungen :

Lärmbelästigung
    Auswirkungen auf die Gesundheit des Gehörs :
        Hörverlust: Wenn Sie über einen längeren Zeitraum hohen Lärmpegeln ausgesetzt sind, kann dies zu einem dauerhaften Hörverlust führen.
        Tinnitus: Ständige oder laute Geräusche können ein Klingeln oder Pfeifen in den Ohren verursachen.
    Auswirkungen auf die allgemeine Gesundheit :
        Stress und Herz-Kreislauf-Erkrankungen: Übermäßiger Lärm kann Stress, den Blutdruck und das Risiko von Herzerkrankungen erhöhen.
        Schlafstörungen: Nächtlicher Lärm kann den Schlaf stören und zu Müdigkeit, Reizbarkeit und Konzentrationsproblemen führen.
    Psychologische Effekte :
        Angst und Depressionen: Hohe Lärmpegel können das Risiko für psychische Störungen wie Angst und Depressionen erhöhen.
Lichtverschmutzung
    Auswirkungen auf die zirkadianen Rhythmen :
        Schlafstörung: Künstliches Licht, insbesondere das blaue Licht von Bildschirmen, kann den zirkadianen Rhythmus stören und die Schlafqualität beeinträchtigen.
        Gesundheitliche Auswirkungen: Eine Störung des zirkadianen Rhythmus kann mit verschiedenen Gesundheitsproblemen in Verbindung gebracht werden, darunter Fettleibigkeit, Diabetes und sogar bestimmte Krebsarten wie Brustkrebs.
    Auswirkungen auf die Fauna :
        Orientierung von Tieren: Künstliches Licht kann nachtaktive Tiere, Zugvögel und Insekten verwirren und ihre Fortpflanzungs- und Wanderungsgewohnheiten beeinträchtigen.

Gestörte Ökosysteme: Lichtverschmutzung kann Ökosysteme stören, indem sie Nahrungsketten und natürliche Verhaltensweisen beeinflusst.

Folgen für die geistige Gesundheit :

Reduziertes Wohlbefinden : Die verringerte Sichtbarkeit der Sterne und des Nachthimmels kann das psychologische Wohlbefinden und die Verbindung zur Natur beeinträchtigen.

Umgang mit Lärm- und Lichtverschmutzung

Reduzierung der Lärmquellen : Verwendung schalldämmender Materialien beim Bauen, Begrenzung des Lärms von Fahrzeugen und industriellen Aktivitäten und Einrichtung von Ruhezonen in Städten.

Beleuchtungskontrolle: Verwenden Sie eine gerichtete und begrenzte Außenbeleuchtung, um die Lichtverschmutzung zu reduzieren, fördern Sie die Verwendung von Lichtquellen, die den zirkadianen Rhythmus weniger stören, und schalten Sie nachts unnötige Lichter aus.

Das Bewusstsein für und der Umgang mit Lärm- und Lichtverschmutzung sind entscheidend für den Schutz der menschlichen Gesundheit und den Erhalt der natürlichen Umwelt. Politiken und Praktiken zur Verringerung dieser Formen der Verschmutzung können die Lebensqualität deutlich verbessern und zu einer gesünderen Umwelt beitragen.

Mikroskopische Schadstoffe und Nanopartikel

Mikroskopisch kleine Schadstoffe, insbesondere Nanopartikel, sind aufgrund ihrer Fähigkeit, tief in die biologischen Systeme von Mensch und Umwelt einzudringen, zunehmend in den Mittelpunkt der Aufmerksamkeit gerückt. Hier ein Überblick über ihre Eigenschaften und Auswirkungen :

Natur und Quellen von Nanopartikeln

Größe und Zusammensetzung: Nanopartikel sind extrem klein und messen in der Regel zwischen 1 und 100 Nanometer. Sie können aus verschiedenen Materialien bestehen, z. B. aus Metallen, Kohlenstoff oder chemischen Verbindungen.

Industrielle Quellen: Sie werden häufig durch industrielle Prozesse, die Verbrennung fossiler Brennstoffe,

Auspuffanlagen von Fahrzeugen und bestimmte Fertigungsverfahren erzeugt.

Nanotechnologien : Der zunehmende Einsatz von Nanotechnologien in verschiedenen Bereichen (Medizin, Elektronik, Materialien) hat auch das Vorkommen von Nanopartikeln in der Umwelt erhöht.

Eindringen und Akkumulation im Organismus

Tiefe Penetration: Aufgrund ihrer winzigen Größe können Nanopartikel tief in die Lunge eindringen, Zellbarrieren durchbrechen und sogar in den Blutkreislauf gelangen.

Bioakkumulation: Es besteht die Gefahr der Bioakkumulation im Gewebe, die langfristig zu toxischen Wirkungen führen kann.

Auswirkungen auf die Gesundheit

Atemwegs- und Herz-Kreislauf-Probleme: Das Einatmen von Nanopartikeln kann zu akuten und chronischen Atemwegsproblemen führen und zu Herz-Kreislauf-Erkrankungen beitragen.

Kanzerogenes Potenzial: Einige Nanopartikel wurden mit einem erhöhten Krebsrisiko in Verbindung gebracht, obwohl die Forschung noch nicht abgeschlossen ist, um ihre kanzerogene Wirkung vollständig zu verstehen.

Neurologische Wirkungen: Es gibt Bedenken hinsichtlich ihrer Fähigkeit, die Blut-Hirn-Schranke zu überwinden, was möglicherweise zu neurologischen Schäden führt.

Umweltauswirkungen

Aquatische Ökosysteme: Nanopartikel können in aquatische Ökosysteme gelangen, die Wasserflora und -fauna beeinträchtigen und die Nahrungsketten stören.

Boden und Landwirtschaft: Ihr Vorhandensein im Boden kann die Gesundheit der Pflanzen und die Qualität der landwirtschaftlichen Produkte beeinträchtigen.

Verwaltung und Regulierung

Überwachung und Risikobewertung: Es ist entscheidend, die Umwelt auf das Vorhandensein von Nanopartikeln zu überwachen und ihre potenziellen Risiken für die Gesundheit und die Umwelt zu bewerten.

Vorschriften und Sicherheitsstandards: Die Entwicklung spezifischer Vorschriften für die Herstellung, Verwendung und Entsorgung von Nanopartikeln ist notwendig, um ihre Auswirkungen so gering wie möglich zu halten.

Die kontinuierliche Forschung ist von entscheidender Bedeutung, um die langfristigen Auswirkungen von Nanopartikeln auf die menschliche Gesundheit und die Umwelt besser zu verstehen. Ein vorbeugender und umsichtiger Ansatz wird empfohlen, um die mit diesen mikroskopisch kleinen Schadstoffen verbundenen Risiken zu bewältigen.

Unbekannte Risiken im täglichen Leben

In unserem täglichen Leben sind wir häufig unbekannten oder unterschätzten Umweltrisiken ausgesetzt, die erhebliche Auswirkungen auf unsere Gesundheit haben können. Hier sind einige dieser versteckten Risiken :

Chemikalien in Konsumgütern
Kosmetika und Körperpflegeprodukte: Einige Produkte enthalten potenziell schädliche Chemikalien wie Parabene, Phthalate und flüchtige organische Verbindungen (VOCs).
Kunststoffe: Kunststoffe, die Bisphenol A (BPA) oder Phthalate enthalten und häufig in Lebensmittelverpackungen verwendet werden, können diese Stoffe in Lebensmitteln oder Getränken freisetzen.
Innere Verschmutzung
Luftqualität in Innenräumen: VOCs aus Farben, Möbeln, Reinigungsmitteln und sogar aus der Außenluft können in die Innenräume von Häusern gelangen und die Luftqualität in Innenräumen beeinträchtigen.
Schimmelpilze und Hausstaubmilben : In feuchten oder schlecht belüfteten Umgebungen können das Wachstum von Schimmelpilzen und die Anwesenheit von Hausstaubmilben Allergien und Atemprobleme verursachen.
Exposition gegenüber elektromagnetischen Feldern
Elektrische Geräte und Wi-Fi: Die anhaltende Belastung durch elektromagnetische Felder von elektrischen Geräten, Mobiltelefonen und Wi-Fi-Routern gibt Anlass zur Sorge, obwohl die Gesundheitsrisiken nach wie vor Gegenstand wissenschaftlicher Debatten sind.
Lebensmittel und Wasser
Pestizidrückstände: Nicht biologisch angebautes Obst und Gemüse kann Pestizidrückstände enthalten.

Schadstoffe im Trinkwasser: Wasser kann je nach Quelle und Wasseraufbereitung mit Schwermetallen, Nitraten, Mikroorganismen und anderen Schadstoffen verunreinigt sein.

Berufliches Leben

Büroumgebungen: Bewegungsmangel, lange Bildschirmarbeit und schlechte Ergonomie am Arbeitsplatz können zu Gesundheitsproblemen wie Muskel-Skelett-Erkrankungen und überanstrengten Augen beitragen.

Beruflicher Stress: Chronischer arbeitsbedingter Stress kann sich negativ auf die psychische und physische Gesundheit auswirken.

Freizeitaktivitäten

Bildschirme und Passivzeit: Die übermäßige Nutzung von elektronischen Geräten in der Freizeit kann zu Bewegungsmangel und Schlafstörungen beitragen.

UV-Exposition bei Aktivitäten im Freien: Übermäßige Sonneneinstrahlung ohne ausreichenden Schutz kann das Risiko von Hautkrebs erhöhen.

Das Bewusstsein für diese Risiken und das Ergreifen vorbeugender Maßnahmen, wie das Lesen von Produktetiketten, die Verbesserung der Raumluftqualität, der vorsichtige Umgang mit technischen Geräten und die Aufrechterhaltung eines aktiven und gesunden Lebensstils, können dazu beitragen, die Exposition gegenüber diesen unbekannten Gefahren des Alltags zu verringern.

Kapitel 9

77

MEDIZINISCHE FORTSCHRITTE UND TECHNOLOGISCHE

Entwicklungen in der Krebsbehandlung

Die Fortschritte in der Krebsbehandlung in den letzten Jahren waren bemerkenswert und haben den Patienten neue Hoffnungen und Optionen eröffnet. Zu diesen Entwicklungen gehören gezieltere und personalisierte Therapien sowie Fortschritte in der Technologie und den Behandlungsmethoden. Zu den bedeutenden Fortschritten zählen u. a:

Gezielte Therapien

Kinase-Inhibitoren: Diese Medikamente blockieren spezifische Enzyme (Kinasen), die am Wachstum und der Ausbreitung von Krebszellen beteiligt sind.

Hormontherapie: Diese Therapie wird vor allem bei Brust- und Prostatakrebs eingesetzt und zielt auf die Hormone ab, die das Wachstum bestimmter Krebsarten antreiben.

Immuntherapie

Immun-Checkpoint-Inhibitoren: Diese Medikamente helfen dem Immunsystem, Krebszellen zu erkennen und anzugreifen.

CAR-T-Therapie: Eine fortgeschrittene Form der Immuntherapie, bei der die T-Zellen des Patienten im Labor gentechnisch verändert werden, um den Krebs besser bekämpfen zu können.

Gen- und Molekulartherapien

Gentherapie: Führt Gene in Krebszellen oder in das Immunsystem ein, um den Krebs zu bekämpfen oder zu kontrollieren.

mRNA-Blockade: Verwendet Techniken, um Krebszellen daran zu hindern, Proteine zu produzieren, die sie für ihr Wachstum benötigen.

Präzisionsmedizin und personalisierte Behandlung

Gentests: Identifizierung spezifischer genetischer Mutationen in Krebszellen, um die wirksamste Behandlung zu wählen.

Präzise Onkologie: Anpassung der Behandlung an das genetische, Umwelt- und Lebensprofil des Patienten.

Fortschritte in der Strahlentherapie

3D Conformal Radiation Therapy: Verwendet 3D-Bilder, um den Tumor präzise anzusteuern und die Schädigung des umliegenden gesunden Gewebes zu minimieren.

Protonentherapie: Verwendet Protonen anstelle von herkömmlichen Röntgenstrahlen und ermöglicht eine genauere Ausrichtung auf den Tumor mit weniger Nebenwirkungen.

Robotergestützte Chirurgie

Minimalinvasive Chirurgie: Einsatz von Robotern zur Durchführung präziser Operationen, wodurch Komplikationen und die Genesungszeit verringert werden.

Supportive Behandlungen und Palliativmedizin

Umgang mit Schmerzen und Nebenwirkungen: Verbesserung der Strategien zur Bewältigung von Schmerzen und Nebenwirkungen der Krebsbehandlung.

Integrierte Palliativversorgung: Bietet ganzheitliche Unterstützung für Patienten und konzentriert sich dabei auf die Lebensqualität und das emotionale Wohlbefinden.

Diese Entwicklungen spiegeln einen bedeutenden Wandel im Ansatz der Krebsbehandlung wider, mit einer zunehmenden Fokussierung auf stärker personalisierte und weniger invasive Therapien bei gleichzeitiger Verbesserung der Wirksamkeit und Verringerung der Nebenwirkungen. Die kontinuierliche Forschung in diesen Bereichen ist von entscheidender Bedeutung für die Entwicklung noch wirksamerer und zugänglicherer Therapien in der Zukunft.

Innovative Technologien zur Beseitigung von Umweltverschmutzungen

Innovative Technologien zur Schadstoffbeseitigung spielen eine entscheidende Rolle bei der Bekämpfung der Umweltverschmutzung. Diese Technologien zielen darauf ab, Schadstoffe in der Luft, im Wasser und im Boden zu reduzieren, zu beseitigen oder umzuwandeln. Hier sind einige der vielversprechendsten Innovationen in diesem Bereich :

Entgiftung der Luft

Fortgeschrittene Luftreiniger: Systeme, die HEPA-Filter, Aktivkohle und sogar Technologien zur CO2-Abscheidung verwenden, um die Luft in Innenräumen und im Freien zu reinigen.

Photokatalyse: Nutzung von Licht, oft in Kombination mit Katalysatoren wie Titandioxid, um Luftschadstoffe in weniger schädliche Substanzen zu zerlegen.

Biotechnologie: Einsatz von Mikroorganismen oder Pflanzen zur Absorption und zum Abbau von Luftschadstoffen.

Wasserbehandlung

Nanofiltration und Umkehrosmose: Fortschrittliche Filtertechnologien zur Entfernung von Schadstoffen aus dem Wasser, einschließlich Schwermetallen und Mikroplastik.

Phytoremediation: Einsatz von Pflanzen zur Aufnahme und Entfernung von Schadstoffen aus kontaminiertem Wasser.

Membranbioreaktoren: Eine Kombination aus biologischen Prozessen und Membranfiltration zur Behandlung von Abwasser.

Bodensanierung

Bioremediation: Einsatz von Mikroorganismen zum Abbau organischer Schadstoffe im Boden.

Phytostabilisierung: Einsatz von Pflanzen, um Schadstoffe im Boden zu immobilisieren und ihre Ausbreitung zu verhindern.

Elektrokinetik: Anwendung von elektrischen Strömen, um Schadstoffe aus dem Boden zu ziehen.

Kohlenstoffabscheidung und -speicherung

Direct Air Capture Technologies (DAC): Systeme, die Kohlendioxid direkt aus der Umgebungsluft einfangen.

Geologische Speicherung: Sequestrierung des abgeschiedenen CO2 in unterirdischen geologischen Formationen.

Recycling und Abfallwirtschaft

Erweitertes Recycling: Technologien zum Recyceln komplexer Materialien, einschließlich Kunststoffen und Elektronikschrott.

Energetische Abfallverwertung: Umwandlung von Abfall in nutzbare Energie, wodurch die Menge an Abfall, die auf Deponien entsorgt wird, verringert wird.

Erneuerbare und saubere Energien

Entwicklung alternativer Energiequellen: Investitionen in Solar-, Wind-, Wasser- und geothermische Energie, um die Abhängigkeit von fossilen Brennstoffen zu verringern.

Diese sich ständig weiterentwickelnden Technologien zur Beseitigung von Umweltverschmutzungen sind entscheidend für die Bewältigung der gegenwärtigen und zukünftigen

Umweltherausforderungen. Durch die Kombination von technologischer Innovation und politischem Engagement ist es möglich, die Auswirkungen der Umweltverschmutzung auf die Umwelt und die menschliche Gesundheit erheblich zu verringern.

Künstliche Intelligenz und Big Data gegen Krebs

Künstliche Intelligenz (KI) und Big Data spielen eine immer wichtigere Rolle im Kampf gegen Krebs und eröffnen innovative Perspektiven für Diagnose, Behandlung und Forschung. Hier sind einige Schlüsselbereiche, in denen diese Technologien den Kampf gegen Krebs verändern :

Frühzeitige Diagnose und Erkennung

Medizinische Bildanalyse: KI kann medizinische Bilder wie Röntgenbilder, MRTs und CT-Scans schnell und genau analysieren, um Tumore frühzeitig zu erkennen.

Digitale Pathologie: KI hilft bei der Analyse von Gewebeproben, verbessert die Genauigkeit der Diagnose und die Klassifizierung von Krebsarten.

Personalisierung der Behandlung

Präzisions-Onkologie: KI kann die genetischen Daten von Tumoren analysieren, um die besten Behandlungsstrategien für jeden Patienten zu ermitteln.

Prädiktive Modelle: Mithilfe von Patientendaten kann die KI vorhersagen, wie eine Person auf eine bestimmte Behandlung reagieren wird, was einen stärker personalisierten Ansatz ermöglicht.

Forschung und Entwicklung von Medikamenten

Design von Arzneimitteln : KI beschleunigt die Entdeckung neuer Medikamente, indem sie potenzielle therapeutische Ziele identifiziert und die Wirksamkeit von Verbindungen vorhersagt.

Klinische Studien: KI hilft, das Design und die Verwaltung klinischer Studien zu optimieren, die Effizienz zu steigern und die Kosten zu senken.

Verwaltung der Patientenversorgung

Nachverfolgung von Patienten : KI-gestützte Systeme können dabei helfen, den Fortschritt von Patienten zu verfolgen, Nebenwirkungen zu behandeln und Behandlungen in Echtzeit anzupassen.

Virtuelle Unterstützung: Chatbots und virtuelle Assistenten können Informationen und Unterstützung für Patienten bereitstellen und so die Kommunikation und das Engagement verbessern.

Datenanalyse im großen Maßstab

Big Data in der Onkologie: Die Analyse großer Krebsdatensätze kann Trends, Muster und Korrelationen aufdecken, die herkömmlichen Analysemethoden entgehen.

Bioinformatik: KI und Big Data helfen bei der Interpretation der komplexen Daten aus Genomik, Proteomik und Metabolomik in der Krebsforschung.

Prävention und Sensibilisierung

Risikomodelle: KI kann demografische und klinische Daten analysieren, um Personen mit hohem Risiko zu identifizieren, was gezielte präventive Maßnahmen begünstigt.

Aufklärung und Sensibilisierung: Intelligente Plattformen können personalisierte Informationen zur Krebsprävention und -früherkennung verbreiten.

KI und Big Data bieten somit revolutionäre Möglichkeiten im Kampf gegen Krebs, die von der molekularen und individuellen Ebene bis hin zu großen Bevölkerungsstudien reichen. Während sich diese Technologien weiterentwickeln, versprechen sie, das Verständnis, die Diagnose, die Behandlung und die Prävention von Krebs radikal zu verändern.

Kapitel 10

83

GLOBALE PERSPEKTIVEN UND INTERNATIONALE FALLSTUDIEN

Internationale Vergleiche
über Umweltverschmutzung und Krebs

Internationale Vergleiche zu Umweltverschmutzung und Krebs zeigen erhebliche Unterschiede in Bezug auf die Krebsinzidenz, die Art der Schadstoffe und die Politik im Bereich der öffentlichen Gesundheit auf der ganzen Welt. Diese Vergleiche tragen zu einem besseren Verständnis bei, wie verschiedene Umwelt-, Wirtschafts- und Kulturfaktoren die Beziehung zwischen Umweltverschmutzung und Krebs beeinflussen. Hier einige Schlüsselaspekte :

Krebsinzidenz und Arten der Umweltverschmutzung

Länder mit hohem Einkommen: In diesen Ländern wird die industrielle und städtische Umweltverschmutzung, insbesondere die Luftverschmutzung und chemische Schadstoffe, häufig mit höheren Raten bestimmter Krebsarten wie Lungenkrebs und Melanom in Verbindung gebracht.

Länder mit niedrigem und mittlerem Einkommen: Diese Länder können mit unterschiedlichen Arten der Umweltverschmutzung konfrontiert sein, wie z. B. Wasserverschmutzung durch unsachgemäße Entsorgung von Industrie- und Haushaltsabfällen, was mit erhöhten Raten an Magen-Darm- oder Blasenkrebs in Verbindung gebracht werden kann.

Öffentliche Gesundheitspolitik und Gesetzgebung

Normen und Vorschriften : Länder mit strengen Normen für die Luft- und Wasserqualität haben tendenziell niedrigere Raten an verschmutzungsbedingten Krebserkrankungen.

Zugang zu Gesundheitsversorgung: Die Verfügbarkeit und Qualität der Gesundheitsversorgung, einschließlich der Krebsvorsorge und -behandlung, ist sehr unterschiedlich und beeinflusst die Überlebensraten bei Krebs.

Auswirkungen industrieller und städtischer Praktiken

Urbanisierung: In Ländern mit einem hohen Urbanisierungsgrad kann es zu einer erhöhten Luftverschmutzung kommen, die die Raten von Lungenkrebs und anderen Atemwegserkrankungen beeinflusst.

Industrie und Landwirtschaft: Industrielle und landwirtschaftliche Praktiken, einschließlich des Einsatzes von Pestiziden und Chemikalien, variieren und haben direkte Auswirkungen auf die Krebsraten in verschiedenen Regionen.

Sozioökonomische und kulturelle Faktoren

Ungleichheiten: Sozioökonomische Ungleichheiten sowohl innerhalb als auch zwischen den Ländern können zu einer ungleichen Exposition gegenüber der Umweltverschmutzung und einem ungleichen Zugang zur Gesundheitsversorgung führen.

Lebensgewohnheiten und kulturelle Faktoren : Ernährung, Lebensgewohnheiten und kulturelle Praktiken können mit der Umweltverschmutzung interagieren und so die Krebsraten beeinflussen.

Internationale Zusammenarbeit und Forschung

Vergleichende Studien: Internationale Forschungsarbeiten liefern wertvolle Daten über die Auswirkungen verschiedener Arten von Umweltverschmutzung auf die Gesundheit.

Austausch bewährter Verfahren: Die internationale Zusammenarbeit ermöglicht den Austausch von wirksamen Strategien zur Verringerung der Umweltverschmutzung und zur Krebsprävention.

Diese internationalen Vergleiche unterstreichen die Bedeutung umfassender und angepasster Ansätze, um die Auswirkungen der Umweltverschmutzung auf Krebs in den Griff zu bekommen. Sie bieten auch Möglichkeiten, aus verschiedenen Erfahrungen zu lernen und wirksamere Strategien und Interventionen auf globaler Ebene umzusetzen.

Lehren aus den Ländern als Antwort auf diese Plagen

Die Reaktionen der verschiedenen Länder auf die Geißeln Umweltverschmutzung und Krebs bieten wertvolle Lektionen. Diese Lehren, die aus den Erfolgen und Herausforderungen gezogen werden, können zukünftige Strategien für ein besseres Management der öffentlichen Gesundheit und der Umwelt leiten. Hier einige dieser wichtigen Lektionen :

Multifaktorieller Ansatz

Integration von Strategien : Die Notwendigkeit der Integration von Umwelt-, Gesundheits- und Wirtschaftsstrategien, um den Zusammenhang zwischen Umweltverschmutzung und Krebs wirksam anzugehen.

Sektorübergreifende Zusammenarbeit: Die Zusammenarbeit zwischen Regierungen, Nichtregierungsorganisationen, dem Privatsektor und den Gemeinden ist für eine wirksame Reaktion von entscheidender Bedeutung.

Bedeutung der Prävention

Reduzierung der Umweltverschmutzung: Wirksame Maßnahmen zur Reduzierung der Umweltverschmutzung, wie z. B. Emissionsstandards für Industrie und Fahrzeuge, haben einen erheblichen Einfluss auf die Krebsprävention.

Sensibilisierung und Erziehung: Öffentliche Sensibilisierungskampagnen spielen eine Schlüsselrolle bei der Änderung von Verhaltensweisen und der Verringerung des durch Umweltverschmutzung bedingten Krebsrisikos.

Innovation und Technologie

Technologische Entwicklung: Investitionen in Technologien zur Beseitigung von Umweltverschmutzungen und die Unterstützung innovativer Forschung sind entscheidend für die Bewältigung der Herausforderungen im Bereich Umwelt und Gesundheit.

Nutzung von Daten und KI: Die Nutzung von Daten, einschließlich der Nutzung von künstlicher Intelligenz, kann die Überwachung der Umweltverschmutzung und die Frühdiagnose von Krebs verbessern.

Politik im Bereich der öffentlichen Gesundheit

Robuste Gesundheitssysteme : Der Aufbau von Gesundheitssystemen, die sowohl die Prävention als auch die Behandlung von Krebs bewältigen können, ist von entscheidender Bedeutung.

Früherkennungsprogramme: Die Früherkennung von Krebs, die durch zugängliche Programme erleichtert wird, erhöht die Überlebensraten erheblich.

Vorschriften und Gesetze

Strenge Standards : Die Verabschiedung strenger Umweltvorschriften und ihre effektive Durchsetzung sind grundlegend für die Verringerung der Exposition gegenüber krebserregenden Schadstoffen.

Evidenzbasierte Politik: Politische Maßnahmen müssen auf soliden wissenschaftlichen Erkenntnissen und einer kontinuierlichen Bewertung ihrer Wirksamkeit beruhen.

Gemeinschaftliche Beteiligung

Mobilisierung der Gemeinschaften: Die Einbeziehung der Gemeinschaften in die Umweltüberwachung und das Gesundheitsbewusstsein stärkt die Initiativen zur Bekämpfung von Umweltverschmutzung und Krebs.

Fairness und Gerechtigkeit: Es ist von entscheidender Bedeutung, Ungleichheiten in den Bereichen Gesundheit und Umwelt anzugehen und dabei sicherzustellen, dass die ergriffenen Maßnahmen allen Bevölkerungsschichten gleichermaßen zugute kommen.

Indem die internationale Gemeinschaft aus den Erfahrungen der einzelnen Länder lernt, kann sie ihre Bemühungen zur Bekämpfung der Umweltverschmutzung und zur Senkung der Krebsinzidenz verstärken und gleichzeitig gesündere Umgebungen und widerstandsfähigere Gesellschaften fördern.

Internationale Zusammenarbeit und Transnationale Studien

Internationale Zusammenarbeit und länderübergreifende Studien sind von entscheidender Bedeutung, um Umweltverschmutzung und Krebs, die globale Probleme sind, die keine Grenzen kennen, wirksam anzugehen. Hier sind einige Schlüsselaspekte, bei denen internationale Zusammenarbeit und länderübergreifende Studien eine entscheidende Rolle spielen :

Teilen von Daten und Ressourcen

Austausch von Daten : Die internationale Zusammenarbeit erleichtert den Austausch von epidemiologischen und umweltbezogenen Daten, was zu einem besseren Verständnis der Zusammenhänge zwischen Umweltverschmutzung und Krebs führt.

Forschungsressourcen: Die gemeinsame Nutzung von Ressourcen, Technologien und Fachwissen kann die Forschung und Innovation im Kampf gegen Krebs und zur Verringerung der Umweltverschmutzung beschleunigen.

Transnationale Studien

Internationale Vergleiche: Länderübergreifende Studien ermöglichen einen Vergleich der Krebsinzidenz und des Verschmutzungsgrades zwischen verschiedenen Ländern und bieten einzigartige Einblicke in Risikofaktoren und Präventionsstrategien.

Untersuchungen zu spezifischen Schadstoffen: Untersuchungen in mehreren Ländern können helfen, die Auswirkungen spezifischer Schadstoffe auf die menschliche Gesundheit über verschiedene Bevölkerungsgruppen und Umgebungen hinweg zu ermitteln.

Internationale Abkommen und Initiativen

Umweltabkommen: Abkommen wie das Pariser Klimaabkommen spielen eine entscheidende Rolle bei der Reduzierung der Treibhausgasemissionen und anderer Schadstoffe.

Globale Gesundheitsprogramme: Initiativen wie die der Weltgesundheitsorganisation (WHO) zur Krebsbekämpfung und zur Verringerung der Umweltverschmutzung helfen, die internationalen Bemühungen zu koordinieren.

Zusammenarbeit bei der Politik im Bereich der öffentlichen Gesundheit

Entwicklung von Standards: Die internationale Zusammenarbeit ist entscheidend für die Festlegung globaler Standards für die Qualität von Luft, Wasser und Lebensmitteln.

Präventionsstrategien: Der Austausch bewährter Verfahren zur Krebsprävention und zum Umgang mit Umweltverschmutzung kann die Gesundheitspolitik auf globaler Ebene verbessern.

Technische Hilfe und Unterstützung

Unterstützung von Entwicklungsländern : Die internationale Zusammenarbeit beinhaltet häufig die Unterstützung von Entwicklungsländern bei der Verbesserung ihres Umgangs mit der Umweltverschmutzung und ihrer Gesundheitsinfrastruktur.

Krisenreaktion: Die internationale Zusammenarbeit ist entscheidend, um wirksam auf Gesundheits- und Umweltnotfälle wie Industriekatastrophen reagieren zu können.

Globale Sensibilisierung und Bildung

Informationskampagnen: Internationale Organisationen können globale Aufklärungskampagnen über die Risiken von Umweltverschmutzung und Krebs durchführen.

Programme für den Bildungsbereich : Transnationale Bildungsinitiativen können das Bewusstsein schärfen und über bewährte Verfahren zur Krebsprävention und zum Umweltschutz informieren.

Internationale Zusammenarbeit und länderübergreifende Studien sind daher für ein umfassendes Verständnis und wirksame Maßnahmen gegen Umweltverschmutzung und Krebs unerlässlich. Sie ermöglichen einen einheitlichen und koordinierten Ansatz, der angesichts von Herausforderungen, die über nationale Grenzen hinausgehen, von entscheidender Bedeutung ist.

Kapitel 11

MENSCHENRECHTE, ETHIK UND GESETZGEBUNG

Auswirkungen auf gefährdete Populationen

Die Auswirkungen von Umweltverschmutzung und Krebs auf gefährdete Bevölkerungsgruppen geben Anlass zu großer Sorge. Diese Gruppen, die oft durch begrenzte Ressourcen, geringere Anpassungsfähigkeit und erhöhte Risikoexposition gekennzeichnet sind, leiden unverhältnismäßig stark unter den negativen Folgen von Umweltverschmutzung und Krebs. Hier einige Schlüsselaspekte dieser Auswirkungen:

Häufige Exposition gegenüber Schadstoffen

Lebens- und Arbeitsbedingungen: Menschen mit niedrigem Einkommen leben und arbeiten häufig in stärker verschmutzten Umgebungen, z. B. in der Nähe von Fabriken, Mülldeponien oder in dicht besiedelten Gebieten mit schlechter Luftqualität.

Mangelnder Zugang zu sauberem Wasser: Diese Gemeinschaften haben möglicherweise nur begrenzten Zugang zu **sauberem** Wasser, wodurch sie Schadstoffen ausgesetzt sind, die mit einem Krebsrisiko verbunden sind.

Geringerer Zugang zur Gesundheitsversorgung

Früherkennung und Behandlung : Gefährdete Bevölkerungsgruppen haben oft weniger Zugang zu Krebsfrüherkennungsdiensten und fortschrittlichen Behandlungsmethoden.

Prävention und Aufklärung: Es kann einen Mangel an Informationen und Aufklärung über die Krebsprävention und die Risiken der Umweltverschmutzung geben.

Soziale und wirtschaftliche Ungleichheit

Wirtschaftliche Auswirkungen: Die Kosten für die Krebsbehandlung und die krankheitsbedingten Einkommensverluste können für einkommensschwache Familien verheerend sein.

Marginalisierung: Marginalisierte Bevölkerungsgruppen, einschließlich bestimmter ethnischer Minderheiten und indigener Gruppen, können aufgrund von systemischer Diskriminierung und Marginalisierung besonders betroffen sein.

Auswirkungen auf Kinder

Entwicklung und Gesundheit: Kinder in gefährdeten Gemeinschaften sind besonders gefährdet, da die Umweltverschmutzung ihre körperliche und kognitive

Entwicklung beeinträchtigen und ihr Krebsrisiko im Erwachsenenalter erhöhen kann.

Auswirkungen auf Frauen

Accrus-Risiken: In bestimmten Bevölkerungsgruppen sind Frauen möglicherweise stärker bestimmten häuslichen oder beruflichen Schadstoffen ausgesetzt, wodurch sich ihr Risiko für bestimmte Krebsarten erhöht.

Psychologische Auswirkungen

Stress und Angst: Das Leben mit der Doppelbelastung von Umweltverschmutzung und erhöhtem Krankheitsrisiko kann tiefgreifende psychologische Auswirkungen haben, insbesondere in Form von Stress und Angst.

Herausforderungen für ländliche und landwirtschaftliche Gemeinschaften

Pestizidexposition: Landwirtschaftliche Gemeinschaften können Pestiziden und anderen Chemikalien ausgesetzt sein, wodurch sich das Risiko spezifischer Krebserkrankungen erhöht.

Bedeutung der Zielgerichteten Aktion

Spezifische Programme: Es ist von entscheidender Bedeutung, gezielte Programme für diese Bevölkerungsgruppen zu entwickeln, die einen besseren Zugang zu Gesundheitsversorgung, Bildung und gesunden Umgebungen bieten.

Die Aufmerksamkeit für die Bedürfnisse gefährdeter Bevölkerungsgruppen ist bei der Bekämpfung von Umweltverschmutzung und Krebs von entscheidender Bedeutung. Dies erfordert einen umfassenden Ansatz, der soziale, wirtschaftliche und gesundheitliche Ungleichheiten berücksichtigt und darauf abzielt, diese Ungleichheiten zu verringern.

Ethische Debatten und Menschenrechte

Die Beziehung zwischen Umweltverschmutzung, Krebs und Menschenrechten wirft wichtige ethische Debatten auf. Diese Diskussionen konzentrieren sich auf die Verantwortung von Regierungen und Unternehmen, die Rechte des Einzelnen auf eine gesunde Umwelt und die Ungleichheiten bei der Risikoexposition und dem Zugang zu medizinischer Versorgung. Hier einige Schlüsselaspekte dieser Debatten:

Recht auf eine gesunde Umwelt

Grundlegende Menschenrechte: Der Zugang zu einer sauberen und sicheren Umwelt wird zunehmend als grundlegendes Menschenrecht anerkannt. Umweltverschmutzungen, die das Krebsrisiko erhöhen, stellen dieses Recht in Frage.

Staatliche Verantwortung: Regierungen sind dafür verantwortlich, ihre Bürger vor Umweltgefahren zu schützen und umweltschädigende Aktivitäten zu regulieren.

Umweltgerechtigkeit

Expositionsungleichheiten: Arme Gemeinden und Minderheiten sind häufig stärker der Umweltverschmutzung ausgesetzt, was Fragen der Umweltgerechtigkeit aufwirft.

Zugang zur Gesundheitsversorgung: Der ungleiche Zugang zu Krebsvorsorgeuntersuchungen und -behandlungen ist ebenfalls eine wichtige Frage der gesundheitlichen Gerechtigkeit.

Verantwortung von Unternehmen

Industrielle Verschmutzung: Unternehmen stehen aufgrund ihrer Rolle bei der Umweltverschmutzung oft im Mittelpunkt der Debatte. Ihre Verantwortung gegenüber der Gesellschaft und der Umwelt wird breit diskutiert.

Transparenz und Rechenschaftspflicht: Es besteht eine wachsende Nachfrage danach, dass Unternehmen ihre Umweltauswirkungen transparent machen und für verursachte Schäden haftbar gemacht werden.

Nachhaltige Entwicklung

Gleichgewicht zwischen Wachstum und Umwelt: Wie können Gesellschaften das Wirtschaftswachstum mit dem Schutz der Umwelt und der öffentlichen Gesundheit ins Gleichgewicht bringen?

Nachhaltigkeitsprinzipien: Die Diskussionen drehen sich um die Einführung nachhaltiger Entwicklungspraktiken, um die Umweltverschmutzung zu verringern und Krebs zu verhindern.

Aufgeklärte Zustimmung und Patientenrechte

Risikoaufklärung: Einzelpersonen haben das Recht, über die Umwelt- und Gesundheitsrisiken informiert zu werden, die mit ihrem Lebens- und Arbeitsumfeld verbunden sind.

Gesundheitsentscheidungen: Patienten haben das Recht, informierte Entscheidungen über ihre

Krebsbehandlung zu treffen, die auf vollständigen und zugänglichen Informationen beruhen.

Ethik in der Forschung

Experimente und Tests: Die ethischen Herausforderungen bei der Erprobung neuer Krebstherapien, einschließlich der Verwendung von Tieren und der Einwilligung der menschlichen Teilnehmer.

Forschungsprioritäten: Welche Forschungsprioritäten sollten gesetzt werden, wobei sowohl globale Bedürfnisse als auch kommerzielle Interessen zu berücksichtigen sind?

Diese ethischen Debatten und Menschenrechtsfragen sind für die Ausrichtung der Politik und Praxis im Bereich der Umweltgesundheit und der Krebsbekämpfung von entscheidender Bedeutung. Sie unterstreichen die Bedeutung eines ausgewogenen Ansatzes, der die Rechte des Einzelnen achtet und gleichzeitig Ziele der öffentlichen Gesundheit und des Umweltschutzes verfolgt.

Rechtliche Rahmenbedingungen und Verantwortung der Unternehmen

Rechtliche Rahmenbedingungen und die Verantwortung von Unternehmen spielen eine entscheidende Rolle bei der Bewältigung der Umweltverschmutzung und der Krebsprävention. Sie legen die Regeln, Standards und Verpflichtungen fest, die die Art und Weise regeln, wie Unternehmen arbeiten, insbesondere im Hinblick auf ihre Auswirkungen auf die Umwelt und die menschliche Gesundheit. Hier sind einige wichtige Aspekte dieser Rahmenwerke:

Umweltgesetzgebung

Schadstoffstandards: Umweltgesetze legen Standards für die Qualität von Luft, Wasser und Boden fest und begrenzen die Menge an schädlichen Schadstoffen.

Industrieemissionen: Spezielle Vorschriften kontrollieren die Emissionen von Fabriken, Kraftwerken und anderen industriellen Quellen, um ihre Auswirkungen auf die öffentliche Gesundheit zu minimieren.

Verantwortung von Unternehmen

Corporate Social Responsibility (CSR): Es besteht eine wachsende Erwartung, dass Unternehmen verantwortungsvoll handeln, nicht nur gegenüber ihren Aktionären, sondern auch gegenüber der Gesellschaft und der Umwelt.

Vorsorgeprinzipien: Unternehmen werden ermutigt, vorbeugende Ansätze zu verfolgen, um Umwelt- und Gesundheitsrisiken zu minimieren.

Umwelt- und Gesundheitsrecht

Vorschriften für giftige Substanzen: Gesetze regeln die Verwendung und den Umgang mit potenziell gefährlichen Chemikalien, um die Exposition von Arbeitnehmern und der Öffentlichkeit zu verringern.

Recht auf Information: Regelungen wie das Recht auf Umweltinformationen ermöglichen den Bürgern den Zugang zu Daten über Umweltverschmutzung und Gesundheitsrisiken.

Gerichtliche Klagen

Sammelklagen: Einzelpersonen, die von der Umweltverschmutzung betroffen sind, können sich zusammenschließen und Sammelklagen gegen die für die Verschmutzung verantwortlichen Unternehmen einreichen.

Schadenersatz: Unternehmen können verpflichtet werden, Schadenersatz für gesundheitliche Auswirkungen zu zahlen, die durch ihre umweltschädigenden Aktivitäten verursacht wurden.

Internationale Abkommen

Grenzüberschreitende Zusammenarbeit: Internationale Abkommen, wie das Pariser Klimaabkommen, spielen eine wichtige Rolle bei der Bewältigung globaler Umweltprobleme.

Globale Standards: Diese Abkommen helfen dabei, globale Standards für den Umgang mit Schadstoffen und den Schutz der öffentlichen Gesundheit festzulegen.

Überwachung und Compliance

Inspektionen und Audits: Regierungsstellen führen Inspektionen und Audits durch, um sicherzustellen, dass die Unternehmen die Umweltstandards einhalten.

Transparenz und Berichterstattung: Unternehmen sind zunehmend verpflichtet, über ihre Umweltauswirkungen und ihre Bemühungen, diese zu verringern, zu berichten.

Die Wirksamkeit dieser rechtlichen Rahmenbedingungen und der Unternehmensverantwortung hängt von ihrer konsequenten Umsetzung und dem ständigen Engagement für die

Verbesserung der Umweltpraktiken ab. Dies erfordert eine Zusammenarbeit zwischen Regierungen, Unternehmen, Nichtregierungsorganisationen und Bürgern, um eine gesündere Umwelt zu schaffen und das durch Umweltverschmutzung bedingte Krebsrisiko zu senken.

Kapitel 12

BILDUNG UND SENSIBILISIERUNG

Die Rolle der Bildung bei der Prävention

Bildung spielt eine grundlegende Rolle bei der Prävention von Umweltverschmutzung und Krebs. Sie ist entscheidend für die Sensibilisierung, Information und Befähigung von Einzelpersonen und Gemeinschaften, proaktive Maßnahmen zum Schutz ihrer Gesundheit und ihrer Umwelt zu ergreifen. Hier einige Schlüsselaspekte der Rolle der Bildung in diesem Zusammenhang :

Bewusstseinsbildung und Information

Risikoverständnis: Bildung hilft, die Risiken zu verstehen, die mit Umweltverschmutzung verbunden sind, und wie diese zur Entstehung von Krebs beitragen kann.

Förderung gesunder Verhaltensweisen: Bildungsprogramme können Verhaltensweisen und Lebensgewohnheiten fördern, die das Krebsrisiko senken, wie z. B. eine gesunde Ernährung, regelmäßige Bewegung und das Vermeiden von Tabakkonsum.

Bildung in Schulen

Integration in die Lehrpläne: Die Aufnahme von Themen aus den Bereichen Umwelt, öffentliche Gesundheit und Krebsprävention in die Lehrpläne der Schulen kann das Bewusstsein der jungen Generation bereits in jungen Jahren schärfen.

Aktivitäten und Bildungsprojekte : Umweltorientierte Schulprojekte wie Wissenschaftsclubs, Schulgärten und Recyclingprojekte können das Bewusstsein und das Engagement der Schülerinnen und Schüler stärken.

Schulungen und Ressourcen für Angehörige der Gesundheitsberufe

Medizinische Ausbildung: Schulung von Gesundheitsfachkräften über die Zusammenhänge zwischen Umweltverschmutzung, Umwelt und Krebs, damit sie ihre Patienten besser beraten und behandeln können.

Ressourcen und Unterrichtsmaterialien: Bereitstellung von Ressourcen für Angehörige der Gesundheitsberufe, um ihre Patienten über die Krebsprävention und die Risiken der Umweltverschmutzung aufzuklären.

Öffentliche Aufklärungskampagnen

Programme zur Bewusstseinsbildung: Nutzen Sie Medien, Plakatkampagnen und soziale Netzwerke, um

Informationen über die Gefahren der Umweltverschmutzung und die Möglichkeiten zur Verringerung des Krebsrisikos zu verbreiten.

Thementage: Veranstaltungen und Kampagnen zu Welttagen wie dem Weltumwelttag oder dem Weltkrebstag organisieren, um das Bewusstsein der Öffentlichkeit zu schärfen.

Gemeinschaftliche Beteiligung

Workshops und Seminare: Organisieren Sie Workshops in der Gemeinde, um lokale Probleme der Umweltverschmutzung und der Gesundheit zu diskutieren und Präventionsstrategien auszutauschen.

Mobilisierung der **Gemeinschaft:** Förderung der aktiven Beteiligung der Gemeinschaften an Umwelt- und Gesundheitsinitiativen.

Einsatz moderner Technologien

Online-Tools und Anwendungen : Nutzen Sie Online-Plattformen und mobile Anwendungen, um zugängliche Informationen über die Vermeidung von Umweltverschmutzung und Krebs bereitzustellen.

Interaktive Bildungsprogramme : Entwickeln Sie interaktive Bildungsprogramme und Spiele, um auf einnehmende Weise Bewusstsein zu schaffen.

Bildung ist daher ein mächtiges Instrument zur Prävention von Umweltverschmutzung und Krebs und bietet die Möglichkeit, Einzelpersonen und Gemeinschaften auf allen Ebenen zu informieren, zu befähigen und zu engagieren. Durch Investitionen in die Bildung können Gesellschaften ein tieferes Bewusstsein und effektivere Maßnahmen für Gesundheit und Umwelt fördern.

Programme zur Sensibilisierung der Gemeinschaft

Programme zur Sensibilisierung der Gemeinschaft sind entscheidend, um die Bevölkerung über die Themen Umweltverschmutzung und Krebsprävention zu informieren und zu mobilisieren. Diese Programme können verschiedene Formen annehmen und auf die spezifischen Bedürfnisse der jeweiligen Gemeinde zugeschnitten werden. Hier einige wirksame Beispiele für Sensibilisierungsprogramme :

Workshops und Bildungsseminare

Themen der Sensibilisierung: Veranstaltung von Workshops zu den Auswirkungen der Umweltverschmutzung auf die Gesundheit, Möglichkeiten zur Verringerung der Schadstoffbelastung und Strategien zur Krebsvorbeugung.

Experten und Referenten: Laden Sie Gesundheitsfachkräfte, Umweltexperten und Krebsüberlebende ein, um über ihre Erfahrungen und ihr Wissen zu sprechen.

Öffentliche Aufklärungskampagnen

Mediennutzung: Verbreiten Sie Aufklärungsbotschaften über die lokalen Medien, einschließlich Fernsehen, Radio und soziale Netzwerke.

Informationsmaterial: Verteilen Sie Broschüren, Poster und Faltblätter an öffentlichen Orten, in Schulen und Gesundheitszentren.

Programme in den Schulen

Umwelterziehung: Aufnahme der Erziehung zu Umweltverschmutzung und Gesundheit in die Lehrpläne.

Schülerprojekte: Förderung von Schülerprojekten mit Schwerpunkt auf Umwelt und Gesundheit, wie Wissenschaftsmessen und Öko-Clubs.

Partizipation und Mobilisierung der Gemeinschaft

Gemeinschaftliche Säuberungen: Organisieren Sie Säuberungsveranstaltungen, um das Bewusstsein für die lokale Umweltverschmutzung zu schärfen und eine saubere Umwelt zu fördern.

Gemeinschaftsgärten: Einrichtung von Gemeinschaftsgärten, um eine gesunde Ernährung zu fördern und das Bewusstsein für nachhaltige Landwirtschaft zu schärfen.

Zusammenarbeit mit Angehörigen der Gesundheitsberufe

Krebsvorsorgekliniken: **Bieten Sie** Krebsvorsorgekliniken in Gemeindezentren an, um den Zugang zu Gesundheitsdiensten zu erleichtern.

Schulung von Angehörigen der Gesundheitsberufe: Schulung von Mitarbeitern der Gemeindegesundheitsdienste zur Aufklärung über Krebs und Umweltverschmutzung.

Nutzung der Technologie

Mobile Anwendungen: Entwickeln Sie Anwendungen, die Informationen über die lokale Luftqualität,

Gesundheitstipps und Ressourcen für die Krebsvorsorge bereitstellen.

Online-Plattformen: Nutzen Sie Online-Plattformen, um virtuelle Unterstützungsgemeinschaften zu bilden und Informationen auszutauschen.

Besondere Ereignisse und Aktivitäten

Marches et Courses: Organisieren Sie Wanderungen oder Läufe, um auf Krebs aufmerksam zu machen und Geld für die Forschung und die Unterstützung von Patienten zu sammeln.

Thementage: Feiern Sie globale Tage, wie den Weltumwelttag oder den Weltkrebstag, mit Aktivitäten und Bildungsveranstaltungen.

Diese Programme können erheblich dazu beitragen, das kollektive Bewusstsein für Umweltverschmutzung und Krebs zu schärfen, gleichzeitig den Zusammenhalt in der Gemeinschaft zu stärken und positive Maßnahmen für Gesundheit und Umwelt zu fördern.

Die Jugend mobilisieren für Umwelt und Gesundheit

Die Mobilisierung der Jugend für Umwelt- und Gesundheitsanliegen ist von entscheidender Bedeutung, da junge Menschen nicht nur die Erben unseres Planeten sind, sondern auch einflussreiche Akteure des Wandels. Hier sind einige Strategien, um Jugendliche in diesen Bereichen effektiv zu engagieren:

Bildung und Sensibilisierung in Schulen

Bildungsprogramme: Aufnahme von Kursen über Umwelt, Nachhaltigkeit und Gesundheit in die Lehrpläne der Schulen, um das Bewusstsein schon in jungen Jahren zu schärfen.

Projekte und Aktivitäten: Förderung von Schulprojekten mit dem Schwerpunkt Umwelt, z. B. ökologische Gärten, Recyclingkampagnen und wissenschaftliche Projekte zur Umweltverschmutzung.

Social-Media-Plattformen

Nutzung sozialer Netzwerke: Nutzen Sie Social-Media-Plattformen, um Informationen, inspirierende Geschichten und Möglichkeiten zum Engagement mit Jugendlichen zu teilen.

Influencer und Botschafter: Zusammenarbeit mit jungen Influencern, um Botschaften zu Umwelt und Gesundheit zu verbreiten.

Programme für Führungskräfte und Freiwillige

Führungsprogramme für Jugendliche: Schaffung von Programmen, die es Jugendlichen ermöglichen, Führungsqualitäten zu entwickeln und Umwelt- und Gesundheitsprojekte zu managen.

Möglichkeiten zur Freiwilligenarbeit: Bereitstellung von Möglichkeiten zur Freiwilligenarbeit in Umwelt- und Gesundheitsorganisationen, um jungen Menschen die Möglichkeit zu geben, sich aktiv an diesen Anliegen zu beteiligen.

Gezielte Kampagnen und Veranstaltungen

Engagierende Veranstaltungen : Organisieren Sie Veranstaltungen wie Konferenzen, Workshops, Wettbewerbe und grüne Marathons, die für Jugendliche attraktiv und informativ sind.

Sensibilisierungskampagnen: Lancieren Sie Kampagnen, die sich auf Themen konzentrieren, die bei jungen Menschen Resonanz finden, wie Klimawandel, Plastikverschmutzung und gesunde Lebensweise.

Zusammenarbeit mit Universitäten und Colleges

Forschung und Innovation: Förderung von Forschung und Innovation in den Bereichen Umwelt und Gesundheit in Bildungseinrichtungen.

Clubs und Gesellschaften: Unterstützung der Bildung von Studentenclubs und -gesellschaften mit Schwerpunkt auf Umwelt und Gesundheit.

Nutzung der Technologie und der Anwendungen

Bildungsanwendungen: Entwickeln Sie Anwendungen und Spiele, die die Prinzipien der Nachhaltigkeit, den Umgang mit Umweltverschmutzung und die Krebsprävention auf spielerische und einnehmende Weise vermitteln.

Kollaborative Plattformen: Schaffung von Online-Plattformen für die Zusammenarbeit, den Ideenaustausch und die Initiierung von Umwelt- und Gesundheitsprojekten.

Ermutigung lokaler Initiativen

Gemeinschaftsprojekte: Junge Menschen sollen ermutigt werden, sich in ihren Gemeinden an Umwelt- und Gesundheitsprojekten zu beteiligen.

Mentoring und Netzwerke: Einrichtung von Mentorenprogrammen und Unterstützungsnetzwerken, um junge Menschen bei ihren Initiativen anzuleiten.

Durch die Mobilisierung der Jugend bereiten wir nicht nur eine bewusste und verantwortungsvolle zukünftige Generation vor, sondern profitieren auch von ihrer Energie, ihrer Kreativität und ihrer Fähigkeit, die Gesellschaft positiv zu beeinflussen.

Kapitel 13

INDUSTRIELLE VERSCHMUTZUNG UND BERUFSKREBS

Krebserzeugende Risiken in industriellen Umgebungen

Industrielle Umgebungen bergen aufgrund der Exposition gegenüber verschiedenen chemischen, physikalischen und biologischen Stoffen spezifische Karzinogenrisiken. Im Folgenden sind einige der häufig mit diesen Umgebungen verbundenen Karzinogenrisiken aufgeführt:

Exposition gegenüber chemischen Stoffen

Asbest : Asbest wurde in der Vergangenheit für Isolierungen und Bauprodukte verwendet und ist ein bekanntes Karzinogen, das mit Mesotheliomen und Lungenkrebs in Verbindung gebracht wird.

Benzol: Benzol kommt in Rohöl und Erdölprodukten vor und wird mit Leukämie in Verbindung gebracht.

Formaldehyd: Formaldehyd wird bei der Herstellung von Produkten aus gepresstem Holz, Harzen und Textilien verwendet und mit Krebserkrankungen des Nasen-Rachen-Raums und Leukämie in Verbindung gebracht.

Polyzyklische aromatische Kohlenwasserstoffe (PAK): Entstehen bei der unvollständigen Verbrennung organischer Stoffe. PAK werden mit Krebserkrankungen der Haut, der Lunge, der Blase und des Magen-Darm-Trakts in Verbindung gebracht.

Physikalische Agenzien

Ionisierende Strahlung : Die Exposition gegenüber ionisierender Strahlung, wie sie in der Atomindustrie vorkommt, kann das Risiko für verschiedene Krebsarten erhöhen, insbesondere Leukämie und Schilddrüsenkrebs.

Staub und Partikel: In Industriezweigen wie dem Bergbau kann das Einatmen von Feinstaub zu Lungenkrebs führen.

Biologische Faktoren

Exposition gegenüber Infektionserregern: **In** bestimmten industriellen Umgebungen, insbesondere in der Landwirtschaft und der Lebensmittelverarbeitung, können Arbeitnehmer Infektionserregern ausgesetzt sein, die das Krebsrisiko erhöhen.

Physischer und thermischer Stress

Extreme Hitze und Kälte: Die Arbeit unter extremer Hitze oder Kälte kann indirekt das Risiko für bestimmte Krebsarten erhöhen.

Präventions- und Sicherheitsmaßnahmen

Persönliche Schutzausrüstung: Geeignete Schutzausrüstung bereitstellen und deren Verwendung verlangen, um die Exposition gegenüber krebserregenden Stoffen zu minimieren.

Schulung und Sensibilisierung: Aufklärung der Beschäftigten über die mit ihrer Arbeitsumgebung verbundenen Risiken und über sichere Arbeitspraktiken.

Kontrollen und Vorschriften: Strenge Kontrollen über die Verwendung krebserregender Stoffe einführen und die Einhaltung der Vorschriften zur Arbeitssicherheit sicherstellen.

Überwachung der Gesundheit von Arbeitnehmern: Durchführung regelmäßiger medizinischer Untersuchungen und Expositionsbewertungen, um Anzeichen von Krankheiten, die mit der Arbeitsumgebung zusammenhängen, frühzeitig zu erkennen.

Es ist von entscheidender Bedeutung, dass Unternehmen und Regulierungsbehörden zusammenarbeiten, um diese Risiken zu identifizieren und zu bewältigen und so die Gesundheit der Arbeitnehmer zu schützen und zur Krebsprävention in industriellen Umgebungen beizutragen.

Fallstudien zu Berufskrankheiten in Verbindung mit Umweltverschmutzung

Durch Umweltverschmutzung bedingte Berufskrankheiten sind ein wichtiger Untersuchungsgegenstand, da sie die Folgen der Exposition gegenüber schädlichen Arbeitsumgebungen verdeutlichen. Hier einige emblematische Fallstudien :

1. Lungenerkrankungen in Kohlebergwerken

Hintergrund: Kohlebergleute sind Kohlenstaub ausgesetzt, der zu chronischen Lungenerkrankungen wie der Kohlebergarbeiterstaublunge (CWP) führen kann, die auch als "schwarze Lunge" bekannt ist.

Folgen: Diese längere Exposition kann zu schweren Lungenschäden führen und das Risiko von chronischen Atemwegserkrankungen und Lungenkrebs erhöhen.

2. Mesotheliom bei asbestexponierten Arbeitnehmern

Hintergrund: Die Exposition gegenüber Asbest, die in der Bau- und Schiffsreparaturindustrie sowie bei der Herstellung von Isolierprodukten üblich ist, wird mit Mesotheliom, einem aggressiven Krebs des Rippenfells, in Verbindung gebracht.

Auswirkung: Arbeitnehmer, die Asbest ausgesetzt sind, können die Krankheit Jahrzehnte nach ihrer ersten Exposition entwickeln, was die schleichende Natur des Risikos unterstreicht.

3. Hautkrebserkrankungen bei Landwirten

Hintergrund: Landwirte, die viele Stunden in der Sonne verbringen, haben ein erhöhtes Risiko für Hautkrebs wie das Basalzellkarzinom und das Melanom.

Prävention: Diese Situation hat zu Initiativen geführt, die das Bewusstsein für die Bedeutung von Sonnenschutz und regelmäßigen Hautuntersuchungen schärfen.

4. Leukämie in der chemischen Industrie

Hintergrund: Arbeiter in der chemischen Industrie, die Stoffen wie Benzol ausgesetzt sind, haben ein erhöhtes Risiko, an akuter Leukämie zu erkranken.

Sicherheitsmaßnahmen: Diese Fälle haben die Notwendigkeit strenger Sicherheitsstandards und individueller Schutzmaßnahmen in der Industrie verstärkt.

5. Atemwegserkrankungen in der Textilindustrie

Hintergrund: Arbeiter in Textilfabriken, insbesondere solche, die an der Baumwollproduktion beteiligt sind, können Byssinose entwickeln, eine Atemwegserkrankung, die mit dem Einatmen von Baumwollstaub in Verbindung steht.

Lösungen: Die Verbesserung der Belüftung und die Bereitstellung von Atemschutzgeräten sind Schlüsselmaßnahmen zur Verringerung dieses Risikos.

6. Strahlungsbedingte Krebserkrankungen in der Nuklearindustrie

Hintergrund: Arbeiter in der Nuklearindustrie, die hohen Mengen ionisierender Strahlung ausgesetzt sind, können verschiedene Arten von Krebs entwickeln, insbesondere Schilddrüsen- und Blutkrebs.

Risikomanagement: Dies führte zu einer strengen Regulierung der Strahlenbelastung und zu regelmäßigen Gesundheitskontrollen.

Diese Fallstudien verdeutlichen, wie wichtig strenge Vorschriften, eine stärkere Sensibilisierung und verbesserte Sicherheitsmaßnahmen sind, um durch Umweltverschmutzung bedingte Berufskrankheiten zu verhindern. Sie unterstreichen auch die Notwendigkeit einer kontinuierlichen Überwachung der Gesundheit von Arbeitnehmern in Risikoindustrien.

Prävention und Vorschriften im industriellen Sektor

Prävention und Regulierung im Industriesektor sind entscheidend, um die Gesundheit der Arbeiter zu schützen und die Umweltauswirkungen industrieller Aktivitäten zu minimieren. Hier sind einige Schlüsselstrategien und Regulierungspraktiken :

Normen für Sicherheit und Gesundheit am Arbeitsplatz

Persönliche Schutzausrüstung (PSA): Bereitstellung und Forderung der Verwendung geeigneter PSA wie Masken, Handschuhe und Schutzkleidung, um die Exposition gegenüber gefährlichen Stoffen zu verringern.

Sicherheitsschulung: Bieten Sie den Mitarbeitern regelmäßige Schulungen zu sicheren Arbeitspraktiken, zur korrekten Verwendung von PSA und zum Umgang mit Notfällen an.

Umweltkontrollen

Lüftungssysteme: Installation und Wartung effizienter Lüftungssysteme, um die Exposition gegenüber Luftschadstoffen in Arbeitsumgebungen zu verringern.

Emissionsminderung: Einsatz von Technologien und Verfahren, die den Ausstoß von Schadstoffen in die Luft, das Wasser und den Boden verringern.

Gesetzliche Bestimmungen und Normen

Einhaltung von Standards: Sicherstellen, dass alle industriellen Abläufe die Umwelt- und Arbeitssicherheitsstandards einhalten, die durch lokale und internationale Gesetze festgelegt sind.

Audits und Inspektionen: Führen Sie regelmäßige Audits und Inspektionen durch, um die Einhaltung von Sicherheits- und Umweltstandards zu gewährleisten.

Überwachung der Gesundheit von Arbeitnehmern

Regelmäßige medizinische Untersuchungen: Bieten Sie den Beschäftigten regelmäßige medizinische

Untersuchungen an, um schädliche Auswirkungen der Exposition gegenüber gefährlichen Stoffen frühzeitig zu erkennen.

Überwachungsprogramme: Führen Sie Gesundheitsüberwachungsprogramme ein, um Trends und Muster arbeitsbedingter Erkrankungen zu verfolgen.

Umgang mit Abfall und chemischen Substanzen

Sichere Lagerung: Sorgen Sie für eine sichere Lagerung der Chemikalien, um ein Auslaufen, Verschütten und eine unbeabsichtigte Exposition zu verhindern.

Verantwortungsvolle Entsorgung: Verwaltet die Entsorgung von Industrieabfällen auf umweltfreundliche Weise, um die Auswirkungen auf die Umwelt zu verringern.

Nachhaltige Entwicklung und soziale Verantwortung

Nachhaltige Praktiken: Anwendung nachhaltiger Geschäftspraktiken, um die Auswirkungen auf die Umwelt zu minimieren.

Engagement für die Gemeinschaft: Zusammenarbeit mit den örtlichen Gemeinschaften, um Umwelt- und Gesundheitsbelange anzugehen.

Innovation und kontinuierliche Verbesserung

Forschung und Entwicklung: Investitionen in die Forschung und Entwicklung sauberer und sicherer Technologien.

Prozessverbesserung: Förderung der kontinuierlichen Verbesserung von Prozessen, um die Effizienz zu steigern und gleichzeitig Umwelt- und Gesundheitsrisiken zu verringern.

Durch die Einführung dieser Maßnahmen kann der Industriesektor eine entscheidende Rolle bei der Prävention von durch Umweltverschmutzung bedingten Krankheiten, insbesondere Krebs, spielen und zu einer nachhaltigeren und gesünderen Zukunft beitragen.

Kapitel 14

TECHNOLOGIE IM DIENSTE DER UMWELT

Innovationen in der Verschmutzungsüberwachung

Innovationen bei der Überwachung der Umweltverschmutzung sind von entscheidender Bedeutung, um Umweltschadstoffe aufzuspüren, zu messen und zu analysieren. Diese fortschrittlichen Technologien ermöglichen eine effizientere und genauere Überwachung und helfen dabei, schädliche Auswirkungen auf die menschliche Gesundheit und die Umwelt zu verhindern. Hier einige bemerkenswerte Beispiele für Innovationen in diesem Bereich :

Sensoren und Überwachungsstationen
> **Luftqualitätssensoren:** Fortschrittliche Sensoren können bestimmte Schadstoffe in der Luft messen, z. B. Feinstaub (PM2.5), Stickstoffdioxid und Ozon.
>
> **Umweltüberwachungsstationen: Mit** mehreren Sensoren ausgestattete Stationen liefern Echtzeitdaten über die Luft-, Wasser- und Bodenqualität.

Satelliten- und Luftfahrttechnologien
> **Satellite Imaging:** Die Nutzung von Satelliten zur Überwachung von Treibhausgasemissionen, Entwaldung und Luftschadstoffen in großem Maßstab.
>
> **Drohnen:** Der Einsatz von mit Sensoren ausgestatteten Drohnen, um in schwer zugänglichen Gebieten Daten über Schadstoffe zu sammeln.

Big Data und Künstliche Intelligenz
> **Analyse von Massendaten:** Die Nutzung von Big Data, um große Mengen an Umweltdaten zu analysieren und Trends und Muster zu erkennen.
>
> **Predictive Models :** Die Anwendung von künstlicher Intelligenz zur Vorhersage von Verschmutzungsgraden und deren potenziellen Auswirkungen auf Gesundheit und Umwelt.

Mobile Apps und Online-Plattformen
> **Luftqualitäts-Apps:** Mobile **Apps** liefern den Bürgern Echtzeitinformationen über die Luftqualität und ermöglichen ihnen so, fundierte Entscheidungen über ihre Gesundheit zu treffen.
>
> **Crowdsourcing-Plattformen:** Online-Plattformen, auf denen Bürger Daten über die lokale Umweltverschmutzung melden und teilen können.

Tragbare und persönliche Sensornetzwerke

Tragbare Sensoren: Tragbare Geräte, die Einzelpersonen verwenden können, um ihre persönliche Exposition gegenüber verschiedenen Schadstoffen zu überwachen.

Intelligente Kleidung : Integration von Sensoren in die Kleidung, um die Belastung durch Umweltverschmutzung kontinuierlich und unauffällig zu überwachen.

Wasser- und Bodenanalyse

Wassertest-Kits: Tragbare **Kits** zum Testen der Wasserqualität, die Schadstoffe wie Schwermetalle, Nitrate und Bakterien aufspüren.

Bodenanalysatoren: Geräte zur Bewertung der Bodenkontamination und zur Überwachung der Gesundheit von terrestrischen Ökosystemen.

Diese Innovationen verbessern nicht nur die Fähigkeit, die Umweltverschmutzung zu überwachen und zu verstehen, sondern helfen auch Regierungen, Unternehmen und Einzelpersonen, proaktive Maßnahmen zu ergreifen, um sie zu reduzieren und die öffentliche Gesundheit zu schützen.

Reinigungssysteme
und fortschrittliche Filtration

Fortschrittliche Reinigungs- und Filtersysteme spielen eine entscheidende Rolle bei der Verringerung der Umweltverschmutzung und beim Schutz der öffentlichen Gesundheit. Diese Technologien sind entscheidend für die Beseitigung oder Reduzierung von Schadstoffen in Luft, Wasser und anderen Umgebungen. Hier sind einige bemerkenswerte Innovationen in diesem Bereich :

Reinigung der Luft

HEPA-Filter (High-Efficiency Particulate Air) : Diese Filter sind äußerst effizient beim Auffangen von Feinstaub, einschließlich Allergenen, Schimmelpilzsporen und Rauchpartikeln.

Luftreiniger mit UV-Technologie: Verwenden ultraviolettes Licht, um Bakterien, Viren und andere Mikroorganismen abzutöten.

Ionisations-Luftreiniger: Fangen Schadstoffpartikel ein, indem sie sie elektrisch aufladen.

Filtern von Wasser

Umgekehrte Osmose: Bei dieser Technik wird eine halbdurchlässige Membran verwendet, um Ionen, unerwünschte Moleküle und größere Partikel aus dem Wasser zu entfernen.

Aktivkohlefilter: Beseitigen organische Schadstoffe, Chlor und schlechte Gerüche und Geschmäcker aus dem Wasser.

Biofiltrationssysteme: Verwenden natürliche Materialien oder Mikroorganismen, um Schadstoffe aus dem Wasser zu filtern.

Reinigung der Innenumgebung

Intelligente Lüftungssysteme : Diese Systeme überwachen aktiv die Qualität der Raumluft, indem sie die Belüftung an die festgestellten Schadstoffwerte anpassen.

Zimmerpflanzen: Einige Pflanzen sind für ihre Fähigkeit bekannt, Luftschadstoffe zu filtern, und können als natürliches Mittel zur Luftreinigung eingesetzt werden.

Nanotechnologische Technologie

Filter auf Nanotechnologie-Basis: Diese Filter verwenden Nanomaterialien, um spezifische Schadstoffe auf molekularer Ebene einzufangen und bieten so eine extrem feine Filterung.

Abwasserbehandlungssysteme

Fortgeschrittene Technologien zur Abwasserbehandlung : Systeme wie Membranbioreaktoren und Sandfiltration behandeln das Abwasser, bevor es in die Umwelt gelangt.

Klärung von Industrieabwässern: Spezialisierte Behandlung von Industrieabwässern, um spezifische Schadstoffe wie Schwermetalle und giftige chemische Verbindungen zu entfernen.

Reinigung in Notfallsituationen

Tragbare Systeme: Tragbare Wasserfiltereinheiten für Notsituationen, die verseuchtes Wasser in sauberes Trinkwasser umwandeln können.

Diese fortschrittlichen Reinigungs- und Filtrationstechnologien sind von entscheidender Bedeutung für den Schutz der öffentlichen Gesundheit und der Umwelt vor den schädlichen Auswirkungen der Umweltverschmutzung. Ihre kontinuierliche Weiterentwicklung ist entscheidend, um die wachsenden

Herausforderungen der Umweltverschmutzung in der modernen Welt zu bewältigen.

Die Auswirkungen grüner Technologie über die Verringerung des Krebsrisikos

Grüne Technologie spielt eine bedeutende Rolle bei der Verringerung des Krebsrisikos, indem sie die mit der Umweltverschmutzung verbundenen Umweltprobleme angeht. Hier sind einige Schlüsselbereiche, in denen die grüne Technologie positive Auswirkungen haben kann :

Erneuerbare Energien

Verringerung der Treibhausgasemissionen: Die Nutzung erneuerbarer Energien wie Wind-, Solar- und Wasserkraft verringert die Abhängigkeit von fossilen Brennstoffen und senkt so den Ausstoß krebserregender Luftschadstoffe.

Verbesserung der Luftqualität: Eine bessere Luftqualität, die aus der Nutzung sauberer Energien resultiert, kann das Risiko von Lungenkrebs und anderen Atemwegserkrankungen deutlich senken.

Elektrofahrzeuge und nachhaltiger Verkehr

Reduzierung von Fahrzeugemissionen: Elektrofahrzeuge und nachhaltige Verkehrsmittel wie Fahrräder und öffentliche Verkehrsmittel verringern die Luftverschmutzung in städtischen Gebieten.

Weniger Lärmbelastung: Neben der Luftverschmutzung kann auch die Verringerung des Verkehrslärms positive Auswirkungen auf die allgemeine Gesundheit haben.

Ökologische Gebäude

Ökologische Baumaterialien: Die Verwendung ungiftiger und umweltfreundlicher Materialien im Bauwesen verringert die Belastung durch gefährliche Chemikalien in Innenräumen.

Effizientes Energiemanagement: Umweltfreundliche Gebäude, die auf Energieeffizienz ausgelegt sind, tragen auch zur Verringerung der globalen Schadstoffemissionen bei.

Nachhaltige Landwirtschaft

Geringerer Einsatz von Pestiziden: Biologische Landwirtschaft und nachhaltige Anbaumethoden begrenzen die Belastung durch Pestizide, die mit bestimmten Krebsarten in Verbindung gebracht werden.

Erhaltung der Wasserqualität: Nachhaltige landwirtschaftliche Techniken helfen dabei, die Verschmutzung des Grundwassers und der Wasserläufe zu verhindern.

Technologien zur Beseitigung von Umweltverschmutzungen

Luft- und Wasserreinigung: Fortschrittliche Filter- und Reinigungstechnologien entfernen krebserregende Schadstoffe aus der Luft und dem Wasser.

Abfallmanagement und -recycling: Umweltfreundlichere Methoden der Abfallentsorgung verringern die Freisetzung giftiger Substanzen in die Umwelt.

Sensibilisierung und Bildung

Sensibilisierungsprogramme: Grüne Technologie, die von Bildungsprogrammen begleitet wird, erhöht das öffentliche Bewusstsein für die Zusammenhänge zwischen Umwelt und Gesundheit, einschließlich des Krebsrisikos.

Durch die Einführung grüner Technologien und die Förderung nachhaltiger Praktiken können die umweltbedingten Risikofaktoren für Krebs erheblich reduziert werden. Dieser Übergang zu umweltfreundlicheren Lösungen ist nicht nur für die menschliche Gesundheit, sondern auch für die globale Gesundheit unseres Planeten von entscheidender Bedeutung.

Kapitel 15

ERNÄHRUNG,
UMWELTVERSCHMUTZUNG
UND
KREBS

Auswirkungen von Pestiziden und Chemikalien in der Landwirtschaft

Der Einsatz von Pestiziden und Chemikalien in der Landwirtschaft hat erhebliche Auswirkungen auf die menschliche Gesundheit und die Umwelt. Obwohl diese Produkte für die Kontrolle von Schädlingen und die Steigerung der landwirtschaftlichen Produktivität von entscheidender Bedeutung sind, birgt ihr Einsatz mehrere Risiken:

Risiken für die menschliche Gesundheit

Direkte Exposition: Landwirte und Landarbeiter, die mit Pestiziden umgehen, können einer direkten Exposition ausgesetzt sein, die ihr Risiko für chronische Krankheiten, einschließlich bestimmter Krebsarten, erhöht.

Rückstände in Lebensmitteln : Pestizidrückstände auf Obst, Gemüse und Getreide können ein Risiko für die Verbraucher darstellen. Einige Pestizide wurden mit verschiedenen Gesundheitsproblemen in Verbindung gebracht, darunter Krebs, neurologische Störungen und Fortpflanzungsprobleme.

Wasserkontamination: Pestizide können in das Grundwasser eindringen und Trinkwasserquellen verseuchen, was ein Gesundheitsrisiko für entlegene Bevölkerungsgruppen darstellt.

Auswirkungen auf die Umwelt

Verlust der biologischen Vielfalt: Pestizide können Nicht-Zielarten wie nützliche Insekten, Vögel und Wasserorganismen töten und so die biologische Vielfalt verringern.

Verschmutzung von Oberflächengewässern: Das Abfließen von Pestiziden von landwirtschaftlich genutzten Feldern kann Flüsse, Seen und Bäche verseuchen und aquatische Ökosysteme beeinträchtigen.

Pestizidresistenz: Der übermäßige Einsatz von Pestiziden kann bei Schädlingsarten zu Resistenzen führen, die den Einsatz von noch stärkeren und giftigeren Mitteln erforderlich machen.

Alternativen und Lösungen

Biologischer Landbau: Der biologische Landbau nutzt natürliche Methoden zur Bekämpfung von Schädlingen und Krankheiten und verringert so die Abhängigkeit von chemischen Mitteln.

Pestizide mit geringem Risiko: Die Entwicklung und Verwendung von Pestiziden mit geringem Risiko und biologischer Abbaubarkeit kann die negativen Auswirkungen minimieren.

Integriertes Schädlingsmanagement (IRM): IRM kombiniert verschiedene Strategien des Schädlingsmanagements, um die Abhängigkeit von chemischen Pestiziden zu verringern.

Bildung und Ausbildung: Schulung von Landwirten in nachhaltigen landwirtschaftlichen Praktiken und dem sicheren Einsatz von Pestiziden.

Regulierung und Aufsicht

Gesetzliche Kontrollen: Regierungen erlassen strenge Vorschriften für die Zulassung, den Einsatz und die Verwaltung von Pestiziden.

Rückstandsüberwachung: Programme zur Überwachung von Rückständen in Lebensmitteln helfen sicherzustellen, dass die Pestizidwerte innerhalb der festgelegten Sicherheitsgrenzen bleiben.

Die Auswirkungen von Pestiziden und Chemikalien in der Landwirtschaft sind ein komplexes Thema, das ein Gleichgewicht zwischen den Vorteilen ihres Einsatzes für die Nahrungsmittelproduktion und den potenziellen Risiken für die menschliche Gesundheit und die Umwelt erfordert. Es sind kontinuierliche Anstrengungen erforderlich, um nachhaltigere und sicherere landwirtschaftliche Praktiken zu entwickeln.

Rolle der Ernährung in der Krebsvorbeugung

Die Ernährung spielt eine entscheidende Rolle bei der Vorbeugung von Krebs. Zahlreiche Forschungsergebnisse deuten darauf hin, dass bestimmte Lebensmittel und Ernährungsgewohnheiten das Risiko, an bestimmten Krebsarten zu erkranken, verringern können. Hier sind die wichtigsten Aspekte der Rolle der Ernährung bei der Krebsprävention :

Verbrauch von Obst und Gemüse

- **Reich an Nährstoffen :** Obst und Gemüse sind reich an Vitaminen, Mineralien, Ballaststoffen und Antioxidantien, die helfen können, vor Krebs zu schützen.

- **Phytochemikalien:** Sie enthalten Phytochemikalien, Verbindungen, die mit der Senkung des Risikos für verschiedene Krebsarten in Verbindung gebracht wurden.

Ausgewogene Ernährung

- **Ernährungsvielfalt:** Eine abwechslungsreiche Ernährung, die reichlich Obst und Gemüse, Vollkornprodukte und mageres Eiweiß enthält, kann dazu beitragen, das Krebsrisiko zu senken.
- **Begrenzung von** gesättigten **und Transfetten: Die** Reduzierung der Aufnahme von gesättigten und Transfetten, die in verarbeiteten Lebensmitteln und rotem Fleisch enthalten sind, wird auch zur Krebsprävention empfohlen.

Reduzierung des Konsums von rotem und verarbeitetem Fleisch

- **Erhöhtes Risiko:** Studien haben gezeigt, dass ein hoher Konsum von rotem und verarbeitetem Fleisch das Risiko für bestimmte Krebsarten erhöhen kann, insbesondere für Darmkrebs.
- **Gesunde Alternativen:** Bevorzugen Sie magere Proteinquellen wie Geflügel, Fisch, Hülsenfrüchte und Nüsse.

Alkohol und Krebs

- **Alkoholbedingtes Risiko:** Übermäßiger Alkoholkonsum wurde mit einem erhöhten Risiko für verschiedene Krebsarten in Verbindung gebracht, darunter Leber-, Brust- und Speiseröhrenkrebs.
- **Mäßigung oder Abstinenz:** Die Einschränkung des Alkoholkonsums oder die Abstinenz können helfen, das Krebsrisiko zu senken.

Körpergewicht und Ernährung

- **Adipositas und Krebs:** Übergewicht und Adipositas sind Risikofaktoren für mehrere Krebsarten. Eine ausgewogene Ernährung in Kombination mit körperlicher Betätigung ist entscheidend für die Aufrechterhaltung eines gesunden Körpergewichts.
- **Ernährung und körperliche Aktivität: Sich** gesund zu ernähren und körperlich aktiv zu sein, sind zwei der wichtigsten Strategien, um Krebs vorzubeugen.

Nahrungsergänzungsmittel und Krebs

- **Nahrungsergänzungsmittel:** Es gibt keine schlüssigen Beweise dafür, dass Nahrungsergänzungsmittel das Krebsrisiko senken können. Eine ausgewogene Ernährung ist in der Regel vorzuziehen.

Biologische Lebensmittel
*   **Pestizide und Krebs:** Obwohl die Forschung noch nicht abgeschlossen ist, kann der Verzehr von Bio-Lebensmitteln die Belastung durch Pestizidrückstände und Hormone, die in der konventionellen Landwirtschaft verwendet werden, verringern.

Es ist wichtig zu beachten, dass kein Nahrungsmittel oder keine Diät die Krebsprävention garantieren kann, aber eine gesunde und ausgewogene Ernährung kann eine bedeutende Rolle bei der Risikominderung spielen. Die Kombination guter Ernährungsgewohnheiten mit anderen gesunden Verhaltensweisen wie Rauchstopp und regelmäßiger körperlicher Betätigung erhöht die Wirksamkeit der Prävention noch weiter.

Bioakkumulation und Nahrungsketten

Die Bioakkumulation und ihre Auswirkungen auf die Nahrungsketten sind ein großes Umweltproblem mit potenziellen Auswirkungen auf die menschliche Gesundheit und die Ökosysteme. Hier einige Schlüsselaspekte dieses Phänomens :

Was ist Bioakkumulation?
*   **Definition:** Bioakkumulation tritt auf, wenn sich giftige Chemikalien wie Schwermetalle, Pestizide oder persistente organische Schadstoffe (POPs) in lebenden Organismen in höheren Konzentrationen anreichern als in ihrer Umwelt.
*   **Prozess:** Diese giftigen Stoffe sind oft nur schwer biologisch abbaubar und reichern sich im Laufe der Zeit allmählich im lebenden Gewebe an.

Bioverstärkung in der Lebensmittelkette
*   **Akkumulation entlang der Nahrungskette:** Wenn kleine kontaminierte Organismen von größeren Räubern gefressen werden, akkumulieren und konzentrieren sich die Schadstoffe auf jeder Ebene der Nahrungskette - ein Prozess, der als Biomagnifikation bekannt ist.
*   **Auswirkungen auf Raubtiere am oberen Ende der Nahrungskette :** Tiere am oberen Ende der Nahrungskette, einschließlich des Menschen, sind besonders anfällig für die Ansammlung hoher Toxinwerte.

Auswirkungen auf die menschliche Gesundheit

- **Lebensmittelexposition:** Menschen können diesen Toxinen durch den Verzehr von kontaminierten tierischen Produkten wie Fisch und Meeresfrüchten ausgesetzt sein.
- **Gesundheitsrisiken:** Eine langfristige Exposition gegenüber diesen Schadstoffen kann das Risiko von Gesundheitsproblemen erhöhen, einschließlich der Entwicklung bestimmter Krebsarten, Störungen des Nervensystems, Fortpflanzungs- und Entwicklungsstörungen sowie endokriner Störungen.

Umwelttechnische Folgen

- **Auswirkungen auf die Tierwelt:** Bei wild lebenden Tieren, insbesondere in aquatischen Ökosystemen, können schädliche Auswirkungen wie Fortpflanzungsstörungen, Entwicklungsanomalien und eine Verringerung der Population aufgrund von Bioakkumulation auftreten.
- **Störung** von **Ökosystemen:** Die Bioakkumulation toxischer Substanzen kann das ökologische Gleichgewicht stören und die Artenvielfalt und die Funktion von Ökosystemen beeinträchtigen.

Strategien zur Verwaltung und Prävention

- **Kontrolle von Schadstoffen :** Strenge Vorschriften zur Kontrolle der Freisetzung gefährlicher Substanzen in die Umwelt umsetzen.
- **Umweltüberwachung:** Regelmäßige Kontrollen der Schadstoffwerte in den Ökosystemen durchführen.
- **Bewusstseinsbildung und Erziehung:** Informieren Sie die Öffentlichkeit und die Industrie über die Gefahren der Bioakkumulation und fördern Sie umweltfreundliche Praktiken.
- **Wissenschaftliche Forschung:** Durchführung von Forschungsarbeiten zum besseren Verständnis der Prozesse der Bioakkumulation und Entwicklung von Methoden zur Verringerung ihrer Auswirkungen.

Ein effektives Management der Bioakkumulation ist entscheidend für den Schutz der menschlichen Gesundheit und die Erhaltung gesunder Ökosysteme. Dazu bedarf es eines koordinierten Ansatzes, der Regulierung, Forschung, Umweltüberwachung und öffentliche Bildung einschließt.

Kapitel 16

125

PSYCHOSOZIALE ASPEKTE UND KULTURELLES

Kulturelle Wahrnehmung von Verschmutzung und Krebs

Die kulturelle Wahrnehmung von Umweltverschmutzung und Krebs ist von Gesellschaft zu Gesellschaft sehr unterschiedlich und wird von historischen, sozioökonomischen, erzieherischen und medialen Faktoren beeinflusst. Diese Wahrnehmungen beeinflussen die Art und Weise, wie Einzelpersonen und Gemeinschaften diese Probleme verstehen, darauf reagieren und damit umgehen. Hier einige Schlüsselaspekte:

Sensibilisierung und Verständnis

- **Wissensstand:** In einigen Kulturen kann es ein starkes Bewusstsein für die Gefahren der Umweltverschmutzung und deren Zusammenhang mit Krebs geben, während in anderen Kulturen dieses Wissen aufgrund des eingeschränkten Zugangs zu Informationen begrenzt sein kann.
- **Mythen und Glaubenssätze:** Kulturelle Überzeugungen und Mythen können manchmal die Wahrnehmung von Krebs und Umweltverschmutzung beeinflussen, manchmal werden die Risiken heruntergespielt oder die Krankheit auf nicht wissenschaftliche Ursachen zurückgeführt.

Einstellungen zu Umwelt und Gesundheit

- **Umweltprioritäten:** In manchen Gesellschaften haben der Umweltschutz und die öffentliche Gesundheit hohe Priorität, während in anderen die wirtschaftliche Entwicklung im Vordergrund stehen kann.
- **Traditionelle Praktiken:** Traditionelle Ansätze zu Gesundheit und Medizin können die Art und Weise beeinflussen, wie Menschen Krebs wahrnehmen und behandeln.

Einfluss von Medien und Bildung

- **Medienberichterstattung:** Die Medien spielen eine entscheidende Rolle bei der Bildung der öffentlichen Wahrnehmung von Umweltverschmutzung und Krebs und beeinflussen das Bewusstsein und das Verständnis für die Risiken.
- **Bildung:** Bildungssysteme, die die Umweltgesundheit und das Krebsbewusstsein einbeziehen, tragen zu einem besseren Verständnis und wirksameren Reaktionen bei.

Auswirkungen von sozialen Normen und Werten

- **Soziale Normen:** Kulturelle Einstellungen zu Krankheit, Tod und Wohlbefinden können die Art und Weise beeinflussen, wie Gemeinschaften mit der Prävention und Behandlung von Krebs umgehen.
- **Kulturelle Werte:** Werte wie Solidarität in der Gemeinschaft, Respekt vor der Natur oder die Priorität des Wirtschaftswachstums können die Reaktionen auf Umweltverschmutzung und Krebs prägen.

Rolle von Führungskräften und Institutionen

- **Einfluss von Führungspersönlichkeiten:** Religiöse, kommunale und politische Führungspersönlichkeiten können einen erheblichen Einfluss auf die öffentliche Wahrnehmung und die Politik in Bezug auf Umweltverschmutzung und Krebs haben.
- **Institutionen und Politik:** Die politischen und institutionellen Rahmenbedingungen spiegeln auch die kulturellen Einstellungen zu diesen Problemen wider und prägen sie.

Gemeinschaftliche und individuelle Antworten

- **Präventionspraktiken:** Kulturelle Praktiken in Bezug auf Ernährung, Lebensstil und traditionelle Medizin können die Strategien zur Krebsprävention beeinflussen.
- **Reaktionen auf Umweltpolitik:** Die Akzeptanz und Unterstützung von Umweltpolitik wird auch durch kulturelle Faktoren geprägt.

Indem sie die unterschiedlichen kulturellen Wahrnehmungen von Umweltverschmutzung und Krebs verstehen, können Entscheidungsträger, Gesundheitsfachkräfte und Aktivisten effektivere und kultursensiblere Kommunikations- und Interventionsstrategien entwickeln. Dies ist entscheidend, um nachhaltige Verhaltensänderungen zu fördern und die öffentliche Gesundheit und die Umwelt zu verbessern.

Psychologische Auswirkungen zu den Betroffenen Populationen

Die psychologischen Auswirkungen von Umweltverschmutzung und Krebs auf die betroffenen Bevölkerungsgruppen sind tiefgreifend und facettenreich. Einzelpersonen und Gemeinschaften, die mit diesen Problemen konfrontiert sind, können eine Reihe von Emotionen und psychischen Auswirkungen erleben. Hier einige Schlüsselaspekte dieser psychologischen Auswirkungen :

Stress und Angst
- **Angst vor Krankheit:** Die Angst, aufgrund der Belastung durch Umweltverschmutzung an Krebs zu erkranken, kann erhebliche Angstzustände hervorrufen.
- **Unsicherheit und Sorge:** Die Ungewissheit über die langfristigen Auswirkungen der Umweltverschmutzung und die Sorge um die Gesundheit künftiger Generationen können ebenfalls zu Stress führen.

Auswirkungen auf die Lebensqualität
- **Änderung des Lebensstils:** Die Sorge um die Umweltverschmutzung kann Menschen dazu zwingen, ihren Lebensstil zu ändern, z. B. indem sie bestimmte Aktivitäten im Freien vermeiden, was ihr Wohlbefinden beeinträchtigen kann.
- **Soziale Isolation:** Menschen, die an Krebs erkrankt sind oder in stark verschmutzten Gebieten leben, können sich sozial isoliert oder stigmatisiert fühlen.

Emotionale Auswirkungen
- **Emotionale Notlage:** Die Krebsdiagnose oder die Erkenntnis, dass man in einer verschmutzten Umwelt lebt, kann emotionale Notlage verursachen, einschließlich Traurigkeit, Wut und Verzweiflung.
- Gefühl der **Hilflosigkeit:** Das Gefühl der Hilflosigkeit oder des Fatalismus angesichts von Umweltverschmutzung oder Krebs kann sich negativ auf die psychische Gesundheit auswirken.

Auswirkungen auf Familien und Gemeinschaften
- **Familiärer Stress:** Die Krebsdiagnose bei einem Familienmitglied kann zu familiärem Stress führen, der die Beziehungen und die Familiendynamik beeinträchtigt.
- **Gemeinschaftlicher Zusammenhalt:** Gemeinschaften, die von Umweltverschmutzung oder hohen Krebsraten betroffen sind, können das Gefühl haben, den Zusammenhalt zu verlieren, oder den Behörden und der Industrie misstrauen.

Depressionen und psychische Störungen
- **Accrus-Risiken:** Menschen, die in verschmutzten Gebieten leben oder an Krebs erkrankt sind, leiden

häufiger an Depressionen und anderen psychischen Störungen.

- **Bedarf** an **psychologischer Unterstützung:** Es ist von entscheidender Bedeutung, diesen Einzelpersonen und Gemeinschaften angemessene psychologische Unterstützung zukommen zu lassen.

Aktivismus und Resilienz

- **Mobilisierung der Gemeinschaft:** Angesichts von Umweltverschmutzung und Krebs können bestimmte Gemeinschaften Resilienz entwickeln, indem sie sich für kollektive Aktionen und Umweltveränderungen einsetzen.
- **Empowerment :** Aktivismus und die Teilnahme an Initiativen zur Veränderung können ebenfalls ein Gefühl der Ermächtigung und Hoffnung vermitteln.

Die Berücksichtigung der psychologischen Auswirkungen von Umweltverschmutzung und Krebs ist entscheidend für eine umfassende Unterstützung der betroffenen Personen und Gemeinden. Dazu gehört nicht nur die medizinische und umweltbezogene Versorgung, sondern auch eine angemessene psychologische und soziale Unterstützung.

Rolle der Medien und der Information in der Bewusstseinsbildung

Die Rolle der Medien und der Information bei der Sensibilisierung für Umweltverschmutzung und Krebs ist von entscheidender Bedeutung. Sie dienen als wichtige Plattformen, um die Öffentlichkeit aufzuklären, die öffentliche Meinung zu beeinflussen und politisches und individuelles Handeln anzuregen. Hier einige Schlüsselaspekte dieser Rolle :

Verbreitung zuverlässiger Informationen

- **Aufklärung der Öffentlichkeit:** Die Medien spielen eine wichtige Rolle bei der Verbreitung zuverlässiger und zugänglicher Informationen über die Ursachen, Auswirkungen und die Prävention von Umweltverschmutzung und Krebs.
- **Klärung von Fakten:** Sie helfen dabei, komplexe wissenschaftliche Informationen zu entmystifizieren und falsche Informationen oder Mythen rund um Umweltverschmutzung und Krebs zu klären.

Aufklärung und Prävention

- **Sensibilisierungskampagnen:** Die Medien können Sensibilisierungskampagnen starten oder unterstützen, die auf Umweltverschmutzung und Krebsprobleme hinweisen, präventive Verhaltensweisen fördern und für einen gesunden Lebensstil werben.
- **Geschichten und Erfahrungsberichte:** Die Präsentation von persönlichen Geschichten und Erfahrungsberichten kann das Thema für die Öffentlichkeit relatabler und dringlicher machen.

Überwachung und Kritik

- **Überwachung von Regierungsmaßnahmen:** Die Medien übernehmen eine Überwachungsfunktion, indem sie Regierungen und Unternehmen für ihre Maßnahmen in Bezug auf Umweltverschmutzung und Gesundheitspolitik zur Rechenschaft ziehen.
- **Kritik und Analyse:** Sie bieten eine Plattform, um öffentliche Maßnahmen, Industrieinitiativen und Umwelttrends zu kritisieren und zu analysieren.

Plattform für Debatten und Diskussionen

- **Diskussionsforen:** Die Medien bieten Foren, in denen Experten, Entscheidungsträger, Aktivisten und Bürger über Umweltverschmutzung und Krebsprobleme sowie deren Lösungen diskutieren können.
- **Meinungsvielfalt:** Sie stellen eine Reihe von Perspektiven dar und tragen so zu einer ausgewogenen und informierten öffentlichen Debatte bei.

Einfluss auf Politik und Verhalten

- **Politische Orientierung:** Die Medienberichterstattung kann die politische Agenda beeinflussen, indem sie bestimmte Probleme hervorhebt und Druck für Veränderungen ausübt.
- **Veränderung von Verhaltensweisen :** Ein erhöhtes Bewusstsein kann zu Veränderungen im Verhalten und in den Lebensentscheidungen der Öffentlichkeit führen und so die Krebsprävention fördern.

Nutzung neuer Technologien

- **Soziale Medien:** Social-Media-Plattformen ermöglichen eine schnelle und weite Verbreitung von Informationen und fördern das Engagement und die Beteiligung der Öffentlichkeit.

- **Multimediale Inhalte:** Die Verwendung verschiedener Formate wie Videos, Podcasts und Infografiken kann Informationen attraktiver und verständlicher machen.

Die Rolle der Medien bei der Sensibilisierung für Umweltverschmutzung und Krebs ist daher mehrdimensional und vereint Aufklärung, Überwachung, Debatte und Einflussnahme. Eine verantwortungsvolle und informierte Berichterstattung in den Medien ist entscheidend, um die öffentliche Meinung zu lenken und die Bemühungen zur Prävention und Bewältigung dieser Probleme zu unterstützen.

Kapitel 17

BETEILIGUNG UND VERANTWORTUNG DER UNTERNEHMEN

Fallstudien zur sozialen Verantwortung von Unternehmen

Corporate Social Responsibility (CSR) ist ein Schlüsselbegriff in der heutigen Geschäftswelt und spiegelt das Engagement von Unternehmen für die Gesellschaft und die Umwelt wider. Spezifische Fallstudien veranschaulichen, wie einige Unternehmen CSR in ihre Geschäftstätigkeit integrieren und dabei erhebliche Auswirkungen auf die öffentliche Gesundheit, die Umwelt und die Gemeinschaften haben. Hier einige Beispiele:

1. Nachhaltigkeitsinitiativen in der Technologieindustrie
   - **Fallstudie:** Große Technologieunternehmen verpflichten sich, 100% erneuerbare Energien für ihren Betrieb zu nutzen und so ihren CO2-Fußabdruck zu verringern.
   - **Wirkung:** Diese Maßnahmen tragen zum Kampf gegen den Klimawandel bei und fördern die Entwicklung nachhaltiger Energietechnologien.

2. Gesundheits- und Sicherheitsprogramme im industriellen Sektor
   - **Fallstudie:** Industrieunternehmen führen strenge Gesundheits- und Sicherheitsprogramme durch, um ihre Mitarbeiter zu schützen, indem sie die Belastung durch giftige Stoffe verringern und die Arbeitsbedingungen verbessern.
   - **Auswirkungen:** Diese Maßnahmen senken das Risiko von Berufskrankheiten, einschließlich Krebs, und verbessern die Lebensqualität der Arbeitnehmer.

3. Unterstützung lokaler Gemeinschaften durch extraktive Unternehmen
   - **Fallstudie:** Einige Bergbau- und Ölunternehmen investieren in lokale Gemeinschaften, indem sie Bildung, Gesundheit und Infrastruktur unterstützen.
   - **Wirkung:** Diese Investitionen tragen zur wirtschaftlichen und sozialen Entwicklung der von den Bergbauaktivitäten betroffenen Gemeinden bei.

4. Ökologische Produktpolitik im Einzelhandel
   - **Fallstudie:** Einzelhändler verpflichten sich, gefährliche Chemikalien aus ihren Produkten zu entfernen und umweltfreundliche Alternativen zu fördern.

- **Wirkung:** Dies verringert die Exposition der Verbraucher gegenüber potenziell schädlichen Substanzen und fördert nachhaltigere Konsummuster.

5. Nachhaltiges Ressourcenmanagement in der Agrar- und Ernährungswirtschaft
- **Fallstudie:** Unternehmen der Agrar- und Ernährungswirtschaft führen nachhaltige landwirtschaftliche Praktiken ein, wie z. B. die Reduzierung des Pestizideinsatzes und die Verbesserung des Wassermanagements.
- **Auswirkung:** Diese Praktiken verringern die Umweltauswirkungen der Landwirtschaft und verbessern die Lebensmittelsicherheit und -qualität.

6. Verpflichtung zu Transparenz und Ethik
- **Fallstudie:** Unternehmen verpflichten sich zu mehr Transparenz, indem sie detaillierte Berichte über ihre ökologischen und sozialen Auswirkungen veröffentlichen.
- **Auswirkung:** Diese Transparenz stärkt das Vertrauen von Verbrauchern und Investoren und regt die kontinuierliche Verbesserung der Geschäftspraktiken an.

Diese Fallstudien zeigen, dass CSR ein starker Motor für positive Veränderungen sein kann, nicht nur für die Unternehmen selbst, sondern auch für die Gesellschaft und die Umwelt als Ganzes. Wenn Unternehmen ihre soziale Verantwortung wahrnehmen, können sie eine Schlüsselrolle bei der Bewältigung zeitgenössischer Herausforderungen wie Umweltverschmutzung, Klimawandel und umweltbedingten Krankheiten wie Krebs spielen.

Regulierungen und Druck für eine sauberere Produktion

Vorschriften und Druck für eine sauberere Produktion spielen eine entscheidende Rolle bei der Verringerung der Umweltauswirkungen von Industrie- und Gewerbeaktivitäten. Im Folgenden werden einige Schlüsselaspekte dieser Regulierungen und des Drucks genannt:

Umweltvorschriften
- **Emissionsstandards:** Strenge Vorschriften für den Ausstoß von Schadstoffen in Luft, Wasser und Boden zwingen die Industrie, sauberere Technologien einzuführen.

- **Ressourcennutzung:** Gesetze für eine effizientere und nachhaltigere Nutzung natürlicher Ressourcen, einschließlich Wasser und Energie, fördern eine umweltfreundliche Produktion.
- **Abfallwirtschaft:** Vorschriften über die Bewirtschaftung und Entsorgung von Industrieabfällen sollen die Umweltverschmutzung verringern und Recycling und Verwertung fördern.

Druck von Markt und Verbrauchern

- **Nachfrage nach umweltfreundlichen Produkten:** Ein wachsendes Bewusstsein der Verbraucher führt zu einer Präferenz für umweltfreundliche Produkte und drängt Unternehmen zu nachhaltigeren Praktiken.
- **Umweltstandards und Labels: Labels wie** "Bio", "Öko" oder "Fair Trade" beeinflussen die Entscheidungen der Verbraucher und ermutigen Unternehmen, ihre Produktionsprozesse zu verbessern.

Initiativen zur nachhaltigen Entwicklung

- **Corporate Social Responsibility (CSR):** Unternehmen führen CSR-Richtlinien ein, um nachhaltige Praktiken in ihre Betriebsabläufe zu integrieren und ihr Markenimage zu stärken.
- **Nachhaltige Investitionen:** Die Zunahme von Investitionen in Unternehmen, die sich an die Grundsätze der nachhaltigen Entwicklung halten, setzt alle Unternehmen unter Druck, ihre Umweltleistung zu verbessern.

Internationale Abkommen und Initiativen

- **Umweltabkommen:** Abkommen wie das Pariser Klimaabkommen fordern Länder und Industrien dazu auf, ihre Treibhausgasemissionen zu reduzieren.
- **Internationale Zusammenarbeit:** Die Zusammenarbeit zwischen Ländern bei der Festlegung internationaler Umweltstandards übt zusätzlichen Druck auf die Unternehmen aus, sich an diese Standards anzupassen.

Technologie und Innovation

- **Entwicklung von grünen Technologien :** Innovationen im Bereich der sauberen Technologien bieten Unternehmen effizientere und umweltfreundlichere Optionen.
- **Subventionen und Steueranreize:** Staatliche Anreize für die Einführung sauberer Technologien helfen den Unternehmen beim Übergang zu nachhaltigeren Praktiken.

Druck von Aktionären und Investoren

- **Verantwortungsvolles Investieren:** Aktionäre und Investoren üben zunehmend Druck auf Unternehmen aus, nachhaltige Praktiken einzuführen, um Risiken zu minimieren und die langfristige Rentabilität zu sichern.

Durch eine Kombination aus strengen Vorschriften, Marktdruck, Nachhaltigkeitsinitiativen und technologischen Innovationen ist es möglich, den Übergang zu einer saubereren und umweltfreundlicheren Produktion zu fördern. Dieser Übergang ist entscheidend, um die Auswirkungen der industriellen Aktivitäten auf die menschliche Gesundheit und den Planeten zu verringern.

Nachhaltige Innovationen im Privatsektor

Der Privatsektor spielt eine entscheidende Rolle bei der Förderung nachhaltiger Innovationen. Viele Unternehmen übernehmen und entwickeln Technologien und Praktiken, die die Umweltbelastung verringern und gleichzeitig das Wirtschaftswachstum unterstützen. Hier einige Beispiele für nachhaltige Innovationen im Privatsektor :

Erneuerbare Energien und Energieeffizienz
- **Entwicklung von Solar- und Windkrafttechnologien:** Die Unternehmen investieren in fortschrittliche Solartechnologien und effizientere Windkraftanlagen, um die Produktion erneuerbarer Energien zu steigern.
- **Energieeffiziente Gebäude:** Bau von Geschäfts- und Industriegebäuden unter Verwendung umweltfreundlicher Materialien und innovativer Designs, um den Energieverbrauch zu senken.

Nachhaltige Mobilität
- **Elektro- und Hybridfahrzeuge:** Die Autohersteller investieren in die Entwicklung von Elektro- und Hybridfahrzeugen, um die Treibhausgasemissionen zu senken.
- **Lösungen für geteilte Mobilität :** Verkehrsunternehmen entwickeln Lösungen für geteilte Mobilität, wie z. B. Fahrgemeinschaften und Bikesharing, um Staus und Umweltverschmutzung zu reduzieren.

Informations- und Kommunikationstechnologien (IKT)

- **Green IT:** IKT-Unternehmen entwickeln Lösungen, um den Energieverbrauch von Rechenzentren und IT-Geräten zu senken.
- **Nachhaltige Anwendungen und Plattformen:** Entwicklung von Anwendungen und Plattformen, die nachhaltige Praktiken erleichtern, wie z. B. die Überwachung des Energieverbrauchs oder die gemeinsame Nutzung von Ressourcen.

Nachhaltiges Ressourcenmanagement

- **Recycling und Wiederverwendung:** Die Unternehmen führen fortschrittliche Recyclingsysteme und Wiederverwendungsinitiativen ein, um den Abfall zu minimieren.
- **Nachhaltiges Wassermanagement:** Entwicklung von Technologien für eine effizientere Wassernutzung und für die Aufbereitung und Wiederverwendung von Abwasser.

Nachhaltige Landwirtschaft und Lebensmittel

- **Präzisionslandwirtschaft:** Einsatz von Technologien wie Drohnen, Sensoren und künstlicher Intelligenz, um den Einsatz von Ressourcen in der Landwirtschaft zu optimieren.
- **Nachhaltige Lebensmittel:** Lebensmittelunternehmen investieren in die Produktion von nachhaltigen Lebensmitteln, einschließlich pflanzlicher Alternativen und biologischer Produktionsmethoden.

Ökologische Produkte und Dienstleistungen

- **Ökodesign:** Gestaltung von Produkten, die nicht nur effizient und nützlich, sondern auch umweltfreundlich und leicht zu recyceln oder zu zersetzen sind.
- **Dienstleistungen, die auf der Kreislaufwirtschaft basieren:** Schaffung von Geschäftsmodellen, die die Wiederverwendung und Abfallvermeidung fördern.

Soziale Verantwortung von Unternehmen (CSR)

- **CSR-Programme:** Die Unternehmen führen CSR-Programme durch, die sich auf ökologische Nachhaltigkeit, Unterstützung der Gemeinschaft und ethische Arbeitspraktiken konzentrieren.

Diese Innovationen zeigen, dass der Privatsektor ein starker Motor für nachhaltige Veränderungen sein kann, der sowohl zum Schutz der Umwelt als auch zur Erreichung langfristiger wirtschaftlicher Ziele beiträgt. Indem sie Nachhaltigkeit in ihre

Geschäftsmodelle integrieren, können Unternehmen eine Schlüsselrolle beim Aufbau einer nachhaltigeren Zukunft spielen.

Kapitel 18

UMWELTPOLITIK UND -GOVERNANCE

Analyse wirksamer Umweltpolitiken

Die Analyse der Wirksamkeit der Umweltpolitik erfordert eine Bewertung der Strategien und Maßnahmen, die zum Schutz der Umwelt und zur Förderung der Nachhaltigkeit umgesetzt werden. Wirksame Politiken sind solche, die ihre Ziele erreichen und gleichzeitig wirtschaftlich tragfähig und sozial akzeptabel sind. Hier sind einige Schlüsselaspekte der Analyse wirksamer Umweltpolitik :

Klare und messbare Ziele

- **Definition von Zielen** : Wirksame politische Maßnahmen haben klare Ziele, z. B. die Senkung der CO2-Emissionen, die Verbesserung der Luftqualität oder die Erhaltung der Artenvielfalt.
- **Leistungsindikatoren:** Messbare Indikatoren werden verwendet, um den Fortschritt und die Wirksamkeit von Maßnahmen zu bewerten.

Wissenschaftliche Integration und Forschung

- **Wissenschaftliche Grundlage:** Politische Maßnahmen müssen auf soliden wissenschaftlichen Erkenntnissen beruhen, mit einem klaren Verständnis der Umweltprobleme, die sie lösen sollen.
- **Innovation und Anpassung:** Die Politik muss die technologische Innovation fördern und flexibel sein, um sich an neue Entdeckungen und veränderte Umweltbedingungen anzupassen.

Öffentliche Beteiligung und Unterstützung

- **Einbindung von Interessengruppen** : Die Einbeziehung von Gemeinden, Unternehmen und Umweltgruppen in die Politikgestaltung sorgt für ein breiteres Verständnis und eine breitere Unterstützung.
- **Bewusstseinsbildung und Erziehung:** Die Öffentlichkeit über Umweltfragen zu informieren und aufzuklären ist entscheidend für den Erfolg der Politik.

Internationale Zusammenarbeit

- **Internationale Abkommen und Standards:** Grenzüberschreitende Umweltprobleme erfordern eine internationale Zusammenarbeit, wie das Pariser Klimaabkommen verdeutlicht.
- **Austausch von Best Practices:** Der Austausch von Informationen und Strategien zwischen Ländern kann die Wirksamkeit der Umweltpolitik verbessern.

Fortlaufende Bewertung und Überprüfung

- **Überwachung und Berichterstattung:** Eine regelmäßige Überwachung und eine transparente Berichterstattung über die Ergebnisse der Politik helfen bei der Bewertung ihrer Wirksamkeit.
- **Leistungsbasierte Überprüfungen:** Richtlinien sollten überprüft und angepasst werden, um ihre Leistung und die sich ändernden Umwelt- und Wirtschaftsbedingungen zu berücksichtigen.

Wirtschaftliche Nachhaltigkeit

- **Wirtschaftliche Anreize:** Anreize wie Subventionen für grüne Technologien oder Steuern auf Umweltverschmutzung können nachhaltige Praktiken fördern.
- **Kosten-Nutzen-Analyse:** Politische Maßnahmen müssen wirtschaftlich tragfähig sein, mit einem Nutzen, der die damit verbundenen Kosten übersteigt.

Fairness und Umweltgerechtigkeit

- **Berücksichtigung gefährdeter Bevölkerungsgruppen:** Politische Maßnahmen müssen die Auswirkungen auf die am stärksten gefährdeten Bevölkerungsgruppen berücksichtigen und auf die Verringerung von Ungleichheiten im Umweltbereich abzielen.
- **Gerechte Verteilung der Ressourcen:** Gewährleistung einer fairen und gerechten Verteilung der natürlichen Ressourcen und der Umweltbelastungen.

Die Analyse erfolgreicher Umweltpolitik zeigt, dass der Erfolg auf einer Kombination aus wissenschaftlicher Genauigkeit, öffentlicher Unterstützung, wirtschaftlicher Tragfähigkeit und internationaler Zusammenarbeit beruht. Ein ganzheitlicher und integrierter Ansatz ist notwendig, um den heutigen Umweltherausforderungen wirksam zu begegnen.

Rolle internationaler Abkommen und Zusammenarbeit

Internationale Abkommen und Zusammenarbeit spielen eine entscheidende Rolle bei der Bewältigung globaler Umweltprobleme wie dem Klimawandel, dem Verlust der Artenvielfalt und der Umweltverschmutzung. Diese Abkommen ermöglichen es den Nationen, bei Strategien und Maßnahmen zusammenzuarbeiten, die über die Fähigkeiten und Zuständigkeiten der einzelnen Staaten hinausgehen. Hier sind einige Schlüsselaspekte ihrer Rolle:

Festlegung von gemeinsamen Standards und Zielen

- **Klimaabkommen:** Abkommen wie das Pariser Klimaabkommen legen globale Ziele fest, um die Treibhausgasemissionen zu reduzieren und die globale Erwärmung zu begrenzen.
- **Schutz der** biologischen **Vielfalt:** Das Übereinkommen über die biologische Vielfalt fördert die Erhaltung der biologischen Vielfalt und die nachhaltige Nutzung der natürlichen Ressourcen.

Teilen von Ressourcen und Wissen

- **Technologie und Fachwissen:** Die internationale Zusammenarbeit erleichtert den Austausch von umweltfreundlichen Technologien und wissenschaftlichen Erkenntnissen zwischen Industrie- und Entwicklungsländern.
- **Finanzielle Hilfe:** Reichere Länder verpflichten sich oft, Entwicklungsländern finanzielle Unterstützung zu gewähren, damit diese ihre Umweltziele erreichen können.

Überwachung und Berichte

- **Überwachung des Fortschritts :** Internationale Abkommen beinhalten Überwachungsmechanismen, um die Fortschritte der Länder bei der Erreichung der vereinbarten Ziele zu verfolgen.
- **Rechenschaftspflicht und Transparenz:** Die Notwendigkeit, regelmäßig zu berichten, fördert die Rechenschaftspflicht und die Transparenz der Handlungen der Länder.

Konfliktlösung und grenzüberschreitende Zusammenarbeit

- **Verwaltung geteilter Ressourcen :** Internationale Abkommen helfen dabei, gemeinsam genutzte Ressourcen wie Flussbecken und grenzüberschreitende Ökosysteme auf nachhaltige und gerechte Weise zu verwalten.
- **Konfliktprävention und -lösung:** Sie bieten einen Rahmen für die Prävention und Lösung von Konflikten im Zusammenhang mit natürlichen Ressourcen und der Umwelt.

Bewusstseinsbildung und globales Engagement

- **Globales Bewusstsein:** Internationale Abkommen schärfen das Bewusstsein für die globalen

Umweltprobleme und unterstreichen ihre Bedeutung und Dringlichkeit.

- **Mobilisierung von Bürgern:** Sie können auch das Engagement und Handeln von Bürgern, Unternehmen und Nichtregierungsorganisationen anregen.

Anpassung und Abschwächung der Umweltauswirkungen

- **Anpassungsstrategien:** Die Länder arbeiten gemeinsam an der Entwicklung von Strategien zur Anpassung an die Auswirkungen des Klimawandels, wie den Anstieg des Meeresspiegels und extreme Wetterereignisse.
- **Reduzierung des Katastrophenrisikos:** Internationale Abkommen können auch Initiativen zur Reduzierung des Risikos von Naturkatastrophen und zur Reaktion auf Umweltnotfälle beinhalten.

Die internationale Zusammenarbeit durch Abkommen und gemeinsame Initiativen ist für die Bewältigung der globalen Umweltherausforderungen unerlässlich. Sie ermöglicht ein koordiniertes Vorgehen, stärkt die globale Verantwortung und fördert eine gerechte Aufteilung der Verantwortung und der Ressourcen zum Schutz unseres Planeten.

Stadtverwaltung und -planung um die Umweltverschmutzung zu reduzieren

Stadtmanagement und Stadtplanung spielen eine entscheidende Rolle bei der Verringerung der Umweltverschmutzung. Als Zentren dichter menschlicher Aktivität sind Städte häufig mit einem hohen Maß an Luft-, Lärm- und Wasserverschmutzung konfrontiert. Eine effektive Stadtplanung kann diese Probleme lindern und gleichzeitig die Lebensqualität der Stadtbewohner verbessern. Hier einige Schlüsselstrategien:

Integrierte Stadtplanung

- **Zoneneinteilung und Landnutzung:** Eine intelligente Stadtplanung, die gut geplante Wohn-, Gewerbe- und Industriegebiete integriert, kann die Notwendigkeit langer Wege und damit die verkehrsbedingte Umweltverschmutzung verringern.
- **Grünflächen und blaue Infrastruktur:** Die Schaffung von Parks, Gärten, Gründächern und blauen Korridoren (Wasserflächen) kann die Luftqualität verbessern,

Erholungsräume bieten und zur Regenwasserbewirtschaftung beitragen.

Nachhaltiger Verkehr

- Öffentliche **Verkehrsnetze:** Entwicklung effizienter öffentlicher Verkehrssysteme wie Busse, Straßenbahnen und U-Bahnen, um die Abhängigkeit von Einzelfahrzeugen zu verringern.
- **Infrastruktur für Fahrräder und Fußgänger:** Schaffen Sie Radwege und breite Bürgersteige, um das Gehen und Radfahren zu fördern und so die Umweltverschmutzung zu reduzieren und die öffentliche Gesundheit zu verbessern.

Ökologische Gebäude und Energie

- **Standards für nachhaltiges Bauen:** Durchsetzung hoher Standards für Energieeffizienz und die Verwendung nachhaltiger Materialien bei Neubauten und Renovierungen.
- **Erneuerbare Energien:** Förderung der Nutzung erneuerbarer Energiequellen, wie Sonnenkollektoren und geothermische Heizsysteme, in städtischen Gebäuden.

Abfallwirtschaft

- **Recycling- und Kompostierungssysteme:** Einrichtung effektiver Abfallmanagementsysteme, um die Menge des auf Deponien entsorgten Abfalls und die daraus resultierende Umweltverschmutzung zu reduzieren.
- **Abfallvermeidung am Entstehungsort:** Förderung von Praktiken zur Abfallvermeidung, wie z. B. die Verwendung wiederverwendbarer Materialien und die Kompostierung.

Luftqualität und Überwachung der Verschmutzung

- **Verschmutzungssensoren:** Installieren Sie Sensoren, um die Luftqualität zu überwachen und Verschmutzungsquellen zu identifizieren.
- **Emissionsvorschriften :** Strenge Vorschriften für Industrie- und Fahrzeugemissionen durchsetzen, um die Quellen der Luftverschmutzung zu kontrollieren.

Sensibilisierung und Bürgerbeteiligung

- **Bildungsprogramme:** Sensibilisierung der Bürger für Umweltverschmutzung und umweltbewusstes Verhalten.
- **Gemeinschaftliches Engagement:** Einbeziehung der Bewohner in die Stadtplanung und Umweltinitiativen.

Stadtmanagement und -planung zur Verringerung der Umweltverschmutzung erfordern einen ganzheitlichen Ansatz, der die ökologische, soziale und wirtschaftliche Dimension einbezieht. Durch nachhaltige Strategien können Städte zu gesünderen, widerstandsfähigeren und angenehmeren Lebensräumen für ihre Bewohner werden.

Kapitel 19

AKTIVISMUS
UND
ZIVILE
MOBILISIERUNG

Bürgerbewegungen und ihre Auswirkungen

Bürgerbewegungen haben einen tiefgreifenden Einfluss auf die Sensibilisierung und das Handeln in Bezug auf Umwelt- und Gesundheitsprobleme, wie Umweltverschmutzung und Krebs. Diese Bewegungen können viele Formen annehmen, von lokalen Protesten bis hin zu globalen Kampagnen, und sie spielen mehrere Schlüsselrollen:

Sensibilisierung und Bildung

- **Verbreitung von Informationen** : Bürgerbewegungen sensibilisieren die Öffentlichkeit für bestimmte Probleme, die von den traditionellen Medien oder Regierungen oft vernachlässigt oder unterschätzt werden.
- **Bildungsprogramme:** Sie organisieren Workshops, Seminare und Bildungskampagnen, um die Menschen über Umwelt- und Gesundheitsprobleme und die Möglichkeiten zu ihrer Bekämpfung zu informieren.

Druck auf politische Entscheidungsträger

- **Einfluss auf die Politik:** Bürgerbewegungen können erheblichen Druck auf Politiker ausüben, damit diese eine Umwelt- und Gesundheitspolitik einführen oder ändern.
- **Verteidigung der Rechte:** Sie setzen sich aktiv für die Rechte der Bürger auf eine gesunde Umwelt und den Zugang zur Gesundheitsversorgung ein.

Veränderung der sozialen Normen

- **Veränderung von Verhaltensweisen** : Durch Sensibilisierung und Aufklärung können diese Bewegungen das individuelle und kollektive Verhalten zugunsten nachhaltigerer und gesünderer Praktiken verändern.
- **Schaffung einer Kultur der Nachhaltigkeit:** Sie tragen dazu bei, eine Kultur der Umweltverantwortung und des öffentlichen Gesundheitsbewusstseins zu etablieren.

Kollektive Mobilisierung und Aktion

- **Kampagnen und Demonstrationen** : Bewegungen organisieren Kampagnen, Demonstrationen und Kundgebungen, um auf bestimmte Themen aufmerksam zu machen und zum Handeln aufzufordern.
- **Community Participation:** Sie fördern die aktive Beteiligung der Bürger am Management ihrer Umwelt und an der Förderung der öffentlichen Gesundheit.

Zusammenarbeit und Netzwerke
- **Partnerschaften:** Bürgerbewegungen arbeiten oft mit NGOs, Experten, Unternehmen und anderen Interessengruppen zusammen, um ihre Wirkung zu verstärken.
- **Globale Netzwerke:** Sie können sich mit ähnlichen Bewegungen auf internationaler Ebene verbinden und mit ihnen zusammenarbeiten, indem sie Ressourcen, Wissen und Strategien austauschen.

Innovation und kreative Lösungen
- **Entwicklung von Lösungen:** Diese Bewegungen fördern Innovationen und die Entwicklung neuer und kreativer Lösungen für Umwelt- und Gesundheitsprobleme.
- **Pilotprojekte:** Sie können Pilotprojekte starten, um die Wirksamkeit bestimmter Praktiken oder Technologien zu demonstrieren.

Bürgerbewegungen spielen eine entscheidende Rolle bei der Förderung positiver Veränderungen in den Bereichen Umwelt und öffentliche Gesundheit. Indem sie die Zivilgesellschaft mobilisieren, politischen Druck ausüben und nachhaltige Praktiken fördern, leisten sie einen wichtigen Beitrag zur Schaffung einer gesünderen und nachhaltigeren Zukunft.

Fälle von erfolgreichen Sammelklagen

Kollektive Aktionen von Gemeinschaften, Organisationen oder Bürgerbewegungen haben zu zahlreichen Erfolgsgeschichten bei der Bekämpfung der Umweltverschmutzung und der Förderung der Umweltgesundheit geführt. Diese Aktionen zeigen, wie Zusammenarbeit und Engagement zu bedeutenden Veränderungen führen können. Hier einige prominente Beispiele:

Reinigung und Restaurierung von Wasserläufen
- **Beispiel:** Gemeinschaftsinitiativen zur Reinigung und Wiederherstellung verschmutzter Flüsse oder Seen.
- **Auswirkungen:** Diese Maßnahmen haben häufig zu einer deutlichen Verbesserung der Wasserqualität geführt, was sowohl dem aquatischen Ökosystem als auch den lokalen Gemeinschaften zugutekommt.

Kampagnen gegen illegale Mülldeponien

- **Beispiel:** Bürgerbewegungen haben sich organisiert, um sich gegen die Einrichtung illegaler Mülldeponien oder die Ansiedlung umweltschädlicher Industrien in ihren Gemeinden zu wehren.
- **Ergebnis:** Diese Kampagnen haben oft erfolgreich Projekte gestoppt oder verlegt, die der Umwelt und der öffentlichen Gesundheit schaden.

Initiativen zur Wiederaufforstung und zum Naturschutz

- **Beispiel:** Gemeindegruppen und NGOs haben Wiederaufforstungs- und Naturschutzprojekte in degradierten Gebieten gestartet.
- **Nutzen:** Diese Initiativen haben zur Wiederherstellung der Biodiversität, zur Kohlenstoffsequestrierung und zur Bodenregeneration beigetragen.

Mobilisierung für Umweltpolitik

- **Beispiel:** Demonstrationen und Petitionen, die von Bürgern organisiert werden, um eine strengere Umweltpolitik zu fordern.
- **Folgen:** Diese Bemühungen haben manchmal zur Verabschiedung neuer Umweltgesetze oder zur Umsetzung strengerer Vorschriften geführt.

Entwicklung von lokalen nachhaltigen Lösungen

- **Beispiel:** Gemeinden, die nachhaltige Lösungen schaffen, z. B. gemeinschaftliche Abfallwirtschaftssysteme oder Projekte für erneuerbare Energien.
- **Wirkung:** Diese Projekte haben die Abhängigkeit von fossilen Brennstoffen verringert und eine effizientere Abfallwirtschaft gefördert.

Sammelklagen gegen Großunternehmen

- **Beispiel: Es** haben sich Bürgerbewegungen gebildet, die große Unternehmen für Umweltverschmutzung und -schäden verantwortlich machen.
- **Ergebnisse:** Diese Maßnahmen führten häufig zu Änderungen in den Praktiken der Unternehmen, zu Entschädigungen für entstandene Schäden und zu einem größeren Bewusstsein für die Umweltauswirkungen industrieller Tätigkeiten.

Diese Beispiele zeigen, dass kollektive Aktionen einen großen Einfluss auf die Verbesserung der Umwelt und der öffentlichen Gesundheit haben können. Sie unterstreichen die Bedeutung des bürgerschaftlichen Engagements und der Beteiligung der Gemeinschaft bei der Bekämpfung von Umweltproblemen.

Strategien für eine wirksame Partizipation

Für eine effektive Beteiligung an Bemühungen im Umwelt- oder Gesundheitsbereich ist es entscheidend, Strategien zu verfolgen, die Engagement, Zusammenarbeit und Handeln fördern. Hier sind einige Schlüsselstrategien für eine effektive Beteiligung:

Sensibilisierung und Bildung
- **Zugängliche Informationen:** Bereitstellung klarer und zugänglicher Informationen über Umwelt- und Gesundheitsfragen und darüber, wie der Einzelne dazu beitragen kann.
- **Bildungsprogramme:** Durchführung von Workshops, Seminaren und Bildungskampagnen in Schulen, Universitäten und Gemeinden, um Bewusstsein zu schaffen und aufzuklären.

Ermutigung zu gemeinschaftlichem Engagement
- **Lokale Gruppen:** Unterstützen Sie die Bildung von lokalen Gruppen oder Komitees, die gegen bestimmte Probleme in ihrer Gemeinde vorgehen können.
- **Partizipative Projekte:** Ermutigen Sie zur Teilnahme an Gemeinschaftsprojekten wie Nachbarschaftsreinigungen, Baumpflanzungen oder Recyclinginitiativen.

Plattformen für die Zusammenarbeit
- **Online-Foren:** Nutzen Sie Online-Plattformen, um Menschen miteinander zu verbinden, Ideen und Ressourcen auszutauschen und Aktionen zu koordinieren.
- **Soziale Netzwerke:** Nutzen Sie die sozialen Medien, um das Bewusstsein zu schärfen, Erfolge zu teilen und Menschen für Umweltinitiativen zu mobilisieren.

Einbeziehung in die Entscheidungsfindung
- **Öffentliche Konsultationen:** Den Bürgern die Möglichkeit geben, sich an öffentlichen Konsultationen zur Umwelt- und Gesundheitspolitik zu beteiligen.
- **Arbeitsgruppen: Beziehen Sie** Vertreter der Gemeinschaft in Arbeitsgruppen oder Beratungsausschüsse zu Umwelt- und Gesundheitsfragen ein.

Freiwilligenarbeit und Handlungsmöglichkeiten

- **Freiwilligenprogramme:** Schaffung von Möglichkeiten zur Freiwilligenarbeit, damit Einzelpersonen sich aktiv an Umwelt- oder Gesundheitsprojekten beteiligen.
- **Aktionstage:** Organisieren Sie Tage, die bestimmten Aktionen gewidmet sind, z. B. Reinigungstage oder Krebsvorsorgekampagnen.

Anerkennung und Anreize

- Belohnungen **und Anerkennung:** Individuelle oder kollektive Beiträge anerkennen und belohnen, um eine kontinuierliche Teilnahme zu fördern.
- **Anreize: Anreize wie** Steuererleichterungen oder Zuschüsse bieten, um nachhaltige Praktiken in Unternehmen und Haushalten zu fördern.

Partnerschaften und Zusammenarbeit

- **Sektorübergreifende Zusammenarbeit:** Aufbau von Partnerschaften zwischen Regierungen, NGOs, Unternehmen und Gemeindegruppen, um Probleme ganzheitlich anzugehen.
- **Multi-Stakeholder-Projekte:** Einbeziehung verschiedener Akteure in die Entwicklung und Umsetzung von Umwelt- oder Gesundheitsprojekten.

Durch die Anwendung dieser Strategien können Organisationen und Gemeinschaften eine aktive und sinnvolle Beteiligung fördern, die für die wirksame Bewältigung von Herausforderungen im Bereich Umwelt und öffentliche Gesundheit von entscheidender Bedeutung ist. Eine effektive Beteiligung erfordert kontinuierliches Engagement, Transparenz und offene Kommunikation, um sicherzustellen, dass die durchgeführten Maßnahmen inklusiv und effektiv sind.

Kapitel 20

WIRTSCHAFTLICHE
ANALYSE
VON
UMWELTVERSCHMUTZUNG
UND
KREBS

Wirtschaftliche Kosten von Krebs und Umweltverschmutzung

Die wirtschaftlichen Kosten von Krebs und Umweltverschmutzung sind substanziell und facettenreich und wirken sich nicht nur auf die Gesundheitssysteme aus, sondern auch auf die Gesamtwirtschaft durch Produktivitätsverlust, Gesundheitsausgaben und Umweltauswirkungen. Hier eine Analyse dieser Kosten :

Direkte Gesundheitskosten

- **Medizinische Behandlung:** Die Kosten für die Behandlung von Krebs, einschließlich Operation, Chemotherapie, Strahlentherapie und Medikamente, machen einen großen Teil der Gesundheitsausgaben aus.
- **Langzeitpflege:** Krebspatienten benötigen unter Umständen Langzeitpflege, wodurch sich die Kosten für das Gesundheitssystem und die Versicherungen erhöhen.

Indirekte Kosten aufgrund von Produktivitätsverlusten

- **Arbeitsunfähigkeit:** Krebspatienten können während ihrer Behandlung und Genesung arbeitsunfähig sein, was die Produktivität und das Einkommen verringert.
- **Informelle Pflege :** Familienmitglieder, die sich um Krebspatienten kümmern, müssen möglicherweise ihre Arbeitsstunden reduzieren oder ihren Arbeitsplatz aufgeben.

Mit der Verschmutzung verbundene Kosten

- **Ausgaben für die öffentliche Gesundheit:** Die Luft-, Wasser- und Bodenverschmutzung führt aufgrund der Zunahme von Atemwegs-, Herz-Kreislauf- und Krebserkrankungen zu höheren Kosten für die öffentliche Gesundheit.
- **Dekontaminierung und Reinigung:** Die Kosten für die Dekontaminierung verschmutzter Standorte und die Entsorgung von Giftmüll sind ebenfalls erheblich.

Auswirkungen auf die Lebensqualität

- **Beeinträchtigung der Lebensqualität:** Abgesehen von den finanziellen Kosten wirken sich Krebs und Umweltverschmutzung auch negativ auf die Lebensqualität der Patienten und der betroffenen Gemeinden aus.

Kosten für Arbeitgeber

- **Fehlzeiten und Präsentismus:** Arbeitgebern entstehen Kosten durch Fehlzeiten kranker Mitarbeiter und durch

Präsentismus (Mitarbeiter, die trotz Krankheit arbeiten und dadurch weniger produktiv sind).

Umweltkosten

- **Verlust der biologischen Vielfalt:** Umweltverschmutzung kann zum Verlust der biologischen Vielfalt führen, was wirtschaftliche Kosten verursacht, insbesondere in Branchen, die auf natürliche Ökosysteme angewiesen sind, wie Fischerei und Tourismus.
- **Klimawandel:** Die Auswirkungen des Klimawandels, die durch die Umweltverschmutzung verschärft werden, verursachen zusätzliche Kosten in Form von Naturkatastrophen, Änderungen der landwirtschaftlichen Praktiken und der Bewirtschaftung der Wasserressourcen.

Sozio-ökonomische Kosten

- **Ungleichheit:** Krebs und Umweltverschmutzung neigen dazu, Bevölkerungsgruppen mit niedrigem Einkommen unverhältnismäßig stark zu treffen, wodurch sich die sozioökonomischen Ungleichheiten verschärfen.
- **Regierungsausgaben:** Die Regierungen müssen erhebliche Mittel für die Verwaltung der öffentlichen Gesundheit, die Regulierung der Umweltverschmutzung und für Präventionsinitiativen bereitstellen.

Alles in allem haben Krebs und Umweltverschmutzung erhebliche wirtschaftliche Auswirkungen, die über die unmittelbaren Gesundheitskosten hinausgehen. Ein integrierter Ansatz, der Prävention, technologische Innovation und öffentliche Politik miteinander verbindet, ist notwendig, um diese Kosten zu senken und eine gesündere und nachhaltigere Gesellschaft zu fördern.

Investitionen in das öffentliche Gesundheitswesen und Ökologie

Investitionen in die öffentliche Gesundheit und Ökologie sind entscheidend für die Schaffung gesünderer, nachhaltigerer und widerstandsfähigerer Gesellschaften. Diese Investitionen können viele Formen annehmen und langfristig positive Auswirkungen haben. Hier sind einige Schlüsselbereiche, in denen diese Investitionen entscheidend sind :

Infrastrukturen des öffentlichen Gesundheitswesens
- **Gesundheitssysteme:** Investitionen in die Gesundheitsinfrastruktur, einschließlich Krankenhäuser, Kliniken und Labore, um den Zugang zur Gesundheitsversorgung und die Reaktionsfähigkeit bei gesundheitlichen Notfällen zu verbessern.
- **Medizinische Ausbildung:** Finanzierung der Ausbildung und Entwicklung von Gesundheitsfachkräften, um sicherzustellen, dass es genügend qualifizierte Arbeitskräfte gibt.

Forschung und Entwicklung
- **Medizinische Innovation:** Finanzierung von Forschung und Entwicklung in den Bereichen Medizin und Pharmazie zur Entdeckung neuer Behandlungsmethoden, Impfstoffe und Gesundheitstechnologien.
- **Ökologische Forschung:** Investitionen in die ökologische Forschung, um Ökosysteme, Biodiversität und natürliche Ressourcen besser zu verstehen und zu erhalten.

Prävention und Gesundheitserziehung
- **Präventionsprogramme:** Finanzierung von Programmen zur Krankheitsprävention, einschließlich Impfkampagnen, Krebsvorsorge und Förderung einer gesunden Lebensweise.
- **Gesundheitserziehung:** Investitionen in die Gesundheitserziehung, um das Bewusstsein für Gesundheitsfragen zu schärfen und verantwortungsbewusste Verhaltensweisen zu fördern.

Grüne und nachhaltige Technologien
- **Erneuerbare Energien:** Unterstützung der Entwicklung und Umsetzung von Technologien für erneuerbare Energien, um die Abhängigkeit von fossilen Brennstoffen zu verringern und die Treibhausgasemissionen zu senken.
- **Nachhaltige Infrastruktur:** Investitionen in eine nachhaltige städtische Infrastruktur, einschließlich öffentlicher Verkehrsmittel, umweltfreundlicher Gebäude und Abfallentsorgungssysteme.

Verwaltung natürlicher Ressourcen
- **Wasser- und Bodenschutz:** Finanzierung von Wasser- und Bodenschutzprojekten, um diese wichtigen Ressourcen zu erhalten und ihre nachhaltige Nutzung zu fördern.

- **Schutz der biologischen Vielfalt:** Investitionen in den Schutz natürlicher Lebensräume und bedrohter Arten, um die biologische Vielfalt zu erhalten.

Richtlinien und Vorschriften

- **Umwelt- und Gesundheitsgesetzgebung:** Unterstützung der Entwicklung und Umsetzung von Strategien und Vorschriften zum Schutz der öffentlichen Gesundheit und der Umwelt.
- **Standards und Anreize:** Festlegung von Umwelt- und Gesundheitsstandards und Angebot von Anreizen zur Förderung nachhaltiger Praktiken im Privatsektor.

Globale Gesundheit und internationale Zusammenarbeit

- **Internationale Hilfe:** Beitrag zu globalen Gesundheitsinitiativen, insbesondere in Ländern mit niedrigem Einkommen, zur Bekämpfung grenzüberschreitender Krankheiten und zur Verbesserung der allgemeinen Gesundheitsbedingungen.
- **Globale Partnerschaften:** Zusammenarbeit mit internationalen Organisationen und NGOs zur Förderung von Gesundheit und Nachhaltigkeit auf globaler Ebene.

Diese Investitionen erfordern einen koordinierten Ansatz, an dem Regierungen, der Privatsektor, Nichtregierungsorganisationen und die Zivilgesellschaft beteiligt sind. Wenn Gesellschaften angemessene Ressourcen für die öffentliche Gesundheit und die Ökologie bereitstellen, können sie nicht nur die Lebensqualität ihrer Bürger verbessern, sondern auch eine nachhaltige Zukunft für künftige Generationen sichern.

Wirtschaftliche Modelle für eine nachhaltige Entwicklung

Wirtschaftsmodelle für eine nachhaltige Entwicklung versuchen, das Wirtschaftswachstum mit dem Schutz der Umwelt und dem sozialen Wohlergehen in Einklang zu bringen. Diese Modelle zielen auf eine nachhaltige Wertschöpfung ab, bei der die ökologischen und sozialen Auswirkungen berücksichtigt werden. Hier sind einige zentrale Wirtschaftsmodelle, die eine nachhaltige Entwicklung fördern:

Zirkuläre Wirtschaft

- **Wiederverwendung und Recycling:** Maximierung der Ressourcennutzung durch Wiederverwendung, Reparatur und Recycling von Produkten, um Abfall zu reduzieren.
- **Nachhaltiges Design:** Produkte so gestalten, dass sie leicht zerlegbar und wiederverwertbar sind und so ihren Lebenszyklus verlängern.

Grüne Wirtschaft

- **Investitionen in grüne Technologien :** Lenkung von Investitionen in Technologien und Branchen, die die Auswirkungen auf die Umwelt verringern, z. B. erneuerbare Energien und Energieeffizienz.
- **Schaffung grüner Arbeitsplätze:** Entwicklung des Arbeitsmarktes in Sektoren, die zum Umweltschutz beitragen.

Soziale Verantwortung von Unternehmen (CSR)

- **Ethische Geschäftspraktiken:** Einbeziehung der sozialen und ökologischen Verantwortung in die Geschäftspraktiken, die über die Einhaltung gesetzlicher Vorschriften hinausgeht.
- **Gemeinschaftliches Engagement:** Beitrag zur wirtschaftlichen und sozialen Entwicklung der Gemeinden, in denen die Unternehmen tätig sind.

Sozial verantwortliches Investieren (SRI)

- **ESG-Kriterien:** In Unternehmen investieren, die Umwelt-, Sozial- und Governance-Kriterien (ESG) erfüllen.
- **Fonds für nachhaltige Entwicklung:** Einrichtung spezieller Fonds, die in Projekte und Unternehmen investieren, die eine nachhaltige Entwicklung fördern.

Blaue Wirtschaft

- **Nachhaltige Bewirtschaftung der aquatischen Ressourcen: Nachhaltige** Nutzung von Ozeanen, Meeren und Wasserstraßen für Fischerei, Tourismus und Verkehr bei gleichzeitigem Schutz der aquatischen Ökosysteme.
- **Innovation in der Meerestechnologie:** Entwicklung innovativer Technologien für die nachhaltige Nutzung von Meeresressourcen.

Nachhaltige Landwirtschaft und Lebensmittel

- **Biologische und Präzisionslandwirtschaft:** Eine Landwirtschaft betreiben, die die Auswirkungen auf die Umwelt minimiert und die Ressourceneffizienz maximiert.

- **Lokale Lebensmittelsysteme:** Förderung lokaler und nachhaltiger Lebensmittelsysteme, um den CO_2-Fußabdruck von Lebensmitteln zu verringern.

Modelle für nachhaltigen Konsum

- **Verantwortungsvoller Konsum:** Ermutigung der Verbraucher, sich für nachhaltige Produkte und Dienstleistungen zu entscheiden und ihren Gesamtverbrauch zu senken.
- **Mieten und Teilen:** Förderung von Geschäftsmodellen, die auf Teilen und Mieten statt auf Besitz beruhen und so den Ressourcenverbrauch verringern.

Diese Wirtschaftsmodelle zeigen, dass nachhaltige Entwicklung in verschiedene Wirtschaftssektoren integriert werden kann. Sie erfordern eine enge Zusammenarbeit zwischen Regierungen, Unternehmen, Verbrauchern und anderen gesellschaftlichen Akteuren, um erfolgreich zu sein. Durch die Übernahme dieser Modelle ist es möglich, ein Wirtschaftswachstum zu fördern, das die Umwelt schont und das soziale Wohlergehen verbessert.

Kapitel 21

ROLLE DER BILDUNG UND BILDUNG

Integration von Umweltgesundheit in Bildungsprogrammen

Die Einbeziehung des umweltbezogenen Gesundheitsschutzes in die Bildungsprogramme ist entscheidend für die Entwicklung eines umfassenden Bewusstseins und Verständnisses der Zusammenhänge zwischen der Umwelt, der menschlichen Gesundheit und dem Wohlbefinden. Hier sind einige Schlüsselstrategien für eine erfolgreiche Integration :

Schulisches Curriculum

- **Bildungsinhalte:** Aufnahme von Themen zum umweltbezogenen Gesundheitsschutz in die Lehrpläne der Schulen auf verschiedenen Ebenen, einschließlich Biologie, Chemie, Geografie und Sozialwissenschaften.
- **Interdisziplinärer Ansatz:** Verwenden Sie einen interdisziplinären Ansatz, um zu unterrichten, wie sich Umweltprobleme wie Umweltverschmutzung, Klimawandel und biologische Vielfalt auf die menschliche Gesundheit auswirken.

Praktische Aktivitäten und Projekte

- **Feldarbeit:** Organisation von Bildungsausflügen zur Beobachtung von Umwelteinflüssen auf die Gesundheit in der lokalen Gemeinschaft.
- **Forschungsprojekte:** Ermutigung von Schülern zur Durchführung von Forschungsprojekten zu Themen im Zusammenhang mit der Umweltgesundheit.

Bewusstseinsbildung und Kampagnen

- **Thementage:** Feiern von Welttagen wie dem Tag der Erde oder dem Weltgesundheitstag, um das Bewusstsein für spezifische umweltbezogene Gesundheitsprobleme zu schärfen.
- **Sensibilisierungskampagnen:** Organisieren Sie Kampagnen in Schulen und Universitäten, um gesunde und umweltfreundliche Verhaltensweisen zu fördern.

Ausbildung von Lehrkräften und Ausbildern

- **Berufliche Weiterentwicklung:** Angebot von Schulungen und Workshops für Lehrkräfte zum Thema Umweltgesundheit, damit sie das Thema effektiv in ihren Unterricht einbeziehen können.
- **Pädagogische Ressourcen:** Bereitstellung von Bildungsressourcen und Unterrichtsmaterialien für Lehrer zum Thema Umweltgesundheit.

Zusammenarbeit mit Experten und Institutionen

- **Partnerschaften:** Aufbau von Partnerschaften mit Universitäten, Forschungseinrichtungen und NGOs, um die Bildungsprogramme mit Expertenwissen und Erfahrungen anzureichern.
- **Gastredner: Laden Sie Angehörige der** Gesundheitsberufe, Wissenschaftler und Umweltaktivisten ein, um mit den Schülern zu sprechen.

Einsatz von Bildungstechnologien

- **Digitale Tools:** Nutzung digitaler Tools und Online-Plattformen, um Konzepte der Umweltgesundheit interaktiv zu vermitteln.
- **Lernspiele :** Entwicklung von Spielen und Simulationen, die den Schülern helfen, die komplexen Auswirkungen von Umweltverschmutzung und anderen Umweltfaktoren auf die Gesundheit zu verstehen.

Inklusive und Globale Bildung

- **Globale Perspektive:** Einbeziehung von Fallstudien und Beispielen aus verschiedenen Teilen der Welt, um die globalen und vernetzten Auswirkungen der Umweltgesundheit aufzuzeigen.
- **Bildung für alle :** Sicherstellen, dass die Ausbildung im Bereich Umweltgesundheit für alle Schülerinnen und Schüler unabhängig von ihrem sozioökonomischen Hintergrund zugänglich ist.

Durch die Einbeziehung der Umweltgesundheit in die Bildung können die Schülerinnen und Schüler die Kenntnisse, Fähigkeiten und Einstellungen erwerben, die sie benötigen, um zu verantwortungsbewussten und informierten Bürgern zu werden, die in der Lage sind, fundierte Entscheidungen für ihre Gesundheit und die Umwelt zu treffen.

Berufliche Bildung und Risikobewusstsein

Berufsausbildung und Risikobewusstsein sind entscheidend, um Menschen darauf vorzubereiten, Risiken zu erkennen, zu verstehen und effektiv zu managen, insbesondere in Kontexten, in denen Gesundheit, Sicherheit und Umwelt auf dem Spiel stehen. Hier sind einige Schlüsselstrategien für eine effektive Ausbildung und Sensibilisierung :

Sektorenspezifische Ausbildungsprogramme

- **Angepasste Ausbildung: Bieten Sie** branchenspezifische Ausbildungsprogramme an, z. B. für die Industrie, das Gesundheitswesen, das Baugewerbe und die Landwirtschaft, um die für den jeweiligen Bereich relevanten Risiken anzusprechen.
- **Praktische Ausbildung: Bauen Sie praktische** Komponenten in die Ausbildung ein, z. B. Simulationen und Feldübungen, um die Teilnehmer besser auf reale Situationen vorzubereiten.

Risikobewusstsein und Prävention

- **Risikoschulung:** Aufklärung der Beschäftigten über die Arten von Risiken, denen sie ausgesetzt sein könnten, einschließlich physikalischer, chemischer, biologischer und umweltbedingter Risiken.
- **Verhütung von Unfällen :** Unterrichten Sie Strategien zur Unfallverhütung und bewährte Verfahren zur Risikominimierung.

Einsatz von Bildungstechnologien

- **Digitale Tools:** Nutzung von Bildungstechnologien wie Virtual Reality und E-Learning, um eine immersive und interaktive Lernerfahrung zu ermöglichen.
- **Online-Plattformen: Bieten Sie Online-Schulungen an,** um das Lernen über Sicherheit und Gesundheit in der Umwelt leichter zugänglich zu machen.

Fortlaufende Schulungen und Updates

- **Fortlaufende Schulung: Stellen Sie** sicher, dass die Schulungen kontinuierlich stattfinden und regelmäßig aktualisiert werden, um die neuesten Standards, Technologien und Methoden widerzuspiegeln.
- **Auffrischung:** Organisieren Sie Auffrischungssitzungen, um sicherzustellen, dass die Mitarbeiter über bewährte Praktiken und gesetzliche Entwicklungen auf dem Laufenden bleiben.

Sensibilisierung für die Sicherheitskultur

- **Sicherheitskultur:** Förderung der Entwicklung einer Sicherheitskultur innerhalb von Organisationen, in der Sicherheit und Gesundheit in alle Aktivitäten integriert sind.
- **Engagement der Geschäftsleitung: Beziehen Sie** die Geschäftsleitung in die Schulungen mit ein, um das Engagement des Unternehmens für Sicherheit und Gesundheit zu zeigen.

Zusammenarbeit mit Experten

- **Externe Beteiligte: Ziehen Sie** Gesundheits- und Sicherheitsexperten, Regulierungsbehörden und Fachleute aus der Industrie hinzu, um Wissen und Erfahrungen auszutauschen.
- **Partnerschaften mit Institutionen:** Zusammenarbeit mit Universitäten, Forschungsinstituten und Berufsverbänden zur Bereicherung der Bildungsinhalte.

Bewertungen und Feedback

- **Risikobewertungen:** Schulung der Mitarbeiter in der Durchführung von Risikobewertungen und der Erstellung von Risikomanagementplänen.
- **Feedback und Verbesserung:** Sammeln Sie Feedback zu den Schulungen, um sie zu verbessern und an die Bedürfnisse der Teilnehmer anzupassen.

Berufsausbildung und Risikobewusstsein sind grundlegend, um die Sicherheit und das Wohlbefinden der Beschäftigten zu gewährleisten und nachhaltige und umweltfreundliche Arbeitspraktiken zu fördern. Ein proaktiver und gut informierter Ansatz ist für ein effektives Risikomanagement in allen Berufsfeldern von entscheidender Bedeutung.

Entwicklung von Kompetenzen für Prävention und Management

Die Entwicklung von Kompetenzen zur Vermeidung und Bewältigung von Umwelt- und Gesundheitsrisiken ist im heutigen Kontext, der von wachsenden Herausforderungen im Zusammenhang mit dem Klimawandel, der Umweltverschmutzung und der öffentlichen Gesundheit geprägt ist, von entscheidender Bedeutung.
Hier sind einige Schlüsselstrategien, um diese Fähigkeiten zu entwickeln:

Sensibilisierung und Bildung

- **Grundlegende Schulung:** Bieten Sie eine grundlegende Schulung zu Umwelt- und Gesundheitsrisiken an, einschließlich des Verständnisses von Ursachen, Auswirkungen und Präventionsmethoden.

- **Spezielle Bildungsprogramme:** Aufnahme dieser Themen in die Bildungsprogramme auf allen Ebenen, von der Grundschule bis zur Universität.

Kompetenzen in der Risikobewertung

- **Risikoanalyse:** Schulung von Einzelpersonen in der systematischen Bewertung von Umwelt- und Gesundheitsrisiken unter Verwendung wissenschaftlicher und statistischer Methoden.
- **Identifizierung von Risikofaktoren:** Lernen Sie, potenzielle Risikofaktoren in verschiedenen Umgebungen zu identifizieren, z. B. am Arbeitsplatz, in Gemeinden und in natürlichen Ökosystemen.

Ausbildung in Risikomanagement

- **Planung des Risikomanagements:** Entwicklung von Fähigkeiten zur Erstellung und Umsetzung effektiver Risikomanagementpläne.
- **Krisenmanagement:** Schulung im Krisenmanagement, um zu wissen, wie man effektiv auf Umwelt- oder Gesundheitsnotfälle reagieren kann.

Kommunikative Fähigkeiten

- **Wirksame Kommunikation:** Lernen Sie, Risiken und Präventivmaßnahmen der Öffentlichkeit, den Beteiligten und dem Team klar zu vermitteln.
- **Sensibilisierung der Öffentlichkeit:** Entwicklung von Fähigkeiten zur Sensibilisierung der Öffentlichkeit für Umwelt- und Gesundheitsrisiken und die Bedeutung der Prävention.

Training in Führung und Entscheidungsfindung

- **Fundierte Entscheidungsfindung:** Stärkung der Fähigkeit, Entscheidungen auf der Grundlage wissenschaftlicher Erkenntnisse und Risikoanalysen zu treffen.
- **Führung in Sicherheitsfragen:** Kultivierung von Führungsqualitäten, um Teams und Gemeinschaften bei der Umsetzung sicherer und nachhaltiger Praktiken anzuleiten.

Nutzung von Technologien

- **Überwachungstechnologien:** Schulung in der Anwendung moderner Technologien zur Überwachung und Analyse von Umwelt- und Gesundheitsrisiken.
- **Digitale Tools:** Nutzen Sie digitale Tools für die Datensammlung, Risikoanalyse und Informationsverbreitung.

Kontinuierliches Lernen und Anpassungsfähigkeit
- **Aktualisierung des Wissens:** Förderung des lebenslangen Lernens, um mit den neuesten Forschungsergebnissen, Trends und Innovationen im Bereich der Umweltgesundheit Schritt zu halten.
- **Anpassungsfähigkeit:** Entwicklung der Anpassungsfähigkeit, um effektiv auf neue Herausforderungen und Risikoszenarien reagieren zu können.

Die Entwicklung dieser Fähigkeiten ist für Fachleute, Entscheidungsträger, Pädagogen und die breite Öffentlichkeit von entscheidender Bedeutung. Durch die Stärkung der individuellen und kollektiven Fähigkeiten können Umwelt- und Gesundheitsrisiken besser verhindert und bewältigt werden, was zu sichereren und widerstandsfähigeren Gemeinschaften beiträgt.

Kapitel 22

AUFSTREBENDE TECHNOLOGIEN UND IHR POTENZIAL

Biotechnologie und Nanotechnologie im Kampf gegen den Krebs

Biotechnologie und Nanotechnologie spielen eine revolutionäre Rolle im Kampf gegen den Krebs und bieten innovative Ansätze für die Diagnose, Behandlung und Prävention dieser Krankheit. Diese Technologien haben das Potenzial, die Wirksamkeit von Krebstherapien deutlich zu verbessern und gleichzeitig deren Nebenwirkungen zu verringern. Hier einige Schlüsselbereiche für die Anwendung :

Biotechnologie in der Krebsbehandlung
- **Gezielte Therapien :** Die Biotechnologie hat die Entwicklung gezielter Therapien ermöglicht, die gezielt Krebszellen angreifen, ohne gesundes Gewebe zu schädigen, und so die Nebenwirkungen verringern.
- **Immuntherapie:** Innovative Techniken, die die Fähigkeit des Immunsystems, Krebs zu bekämpfen, stimulieren oder wiederherstellen, einschließlich der Verwendung monoklonaler Antikörper und modifizierter T-Zellen.

Nanotechnologie in der Krebsbekämpfung
- **Lieferung von Medikamenten :** Mithilfe von Nanopartikeln können Krebsmedikamente gezielt eingesetzt und direkt an die Tumorzellen geliefert werden, wodurch die Wirksamkeit der Behandlung erhöht und die Exposition von gesundem Gewebe minimiert wird.
- **Diagnose und Bildgebung:** Nanotechnologien verbessern die Bildgebungs- und Diagnosetechniken und ermöglichen eine frühere und genauere Erkennung von Krebs.

Forschung und Entwicklung
- **Entdeckung von Arzneimitteln :** Die Biotechnologie erleichtert die Entdeckung und Entwicklung neuer Krebsmedikamente mithilfe von Methoden wie Hochdurchsatz-Screening und Genomik.
- **Studien zu Toxizität und Nebenwirkungen:** Nanotechnologien helfen dabei, die Toxizität und die potenziellen Nebenwirkungen von Krebsbehandlungen genau zu untersuchen.

Gen- und Zelltherapien
- **Genetische Veränderung:** Gentherapien, bei denen die DNA der Krebszellen oder der Immunzellen des Patienten verändert wird, bieten neue Möglichkeiten zur Behandlung von Krebs.

- **Zelltherapien:** Fortgeschrittene Techniken, bei denen im Labor veränderte oder behandelte Zellen eingesetzt werden, um Krebszellen gezielt anzusprechen und zu zerstören.

Anpassen von Behandlungen

- **Personalisierte Medizin:** Nutzung genetischer und molekularer Daten zur Entwicklung personalisierter Behandlungsmethoden, die auf den krebsspezifischen Merkmalen eines Individuums basieren.
- **Biomarker:** Entwicklung von Biomarkern für eine genaue Bewertung des Ansprechens auf die Behandlung und für die Krebsnachsorge.

Interdisziplinäre Zusammenarbeit

- **Discipline Collaboration:** Die Kombination von Biotechnologie und Nanotechnologie mit anderen Bereichen wie Informatik und Ingenieurwesen, um integrierte Ansätze im Kampf gegen Krebs zu schaffen.

Die Integration von Biotechnologie und Nanotechnologie in die Krebsbekämpfung ist ein vielversprechender und sich schnell entwickelnder Bereich. Diese Technologien eröffnen neue Perspektiven für das Verständnis und die Behandlung von Krebs und ebnen den Weg für wirksamere und weniger invasive Therapien.

Technologien zur Verringerung der Umweltverschmutzung

Technologien zur Verringerung der Umweltverschmutzung spielen eine entscheidende Rolle bei der Bekämpfung der Umweltverschmutzung und beim Schutz der öffentlichen Gesundheit. Verschiedene Innovationen und technische Entwicklungen werden eingesetzt, um verschiedene Arten der Umweltverschmutzung anzugehen. Hier einige dieser Technologien :

Für die Verringerung der Luftverschmutzung

- **Partikelfilter:** Werden in der Industrie und in Fahrzeugen eingesetzt, um Feinstaubpartikel einzufangen und ihre Freisetzung in die Atmosphäre zu verhindern.

- **Scrubbers:** Industrieanlagen, die gasförmige Schadstoffe wie Schwefeldioxid aus Abgasen entfernen.
- **Katalysatoren:** Wandeln schädliche Gase aus dem Auspuff von Fahrzeugen, wie z. B. Kohlenmonoxid, in weniger umweltschädliche Gase um.

Technologien für die Wasserqualität

- **Abwasseraufbereitungssysteme :** Fortschrittliche Technologien zur Behandlung von Abwasser, bevor es in Flüsse eingeleitet wird, und zur Entfernung von Schadstoffen und übermäßigen Nährstoffen.
- **Filtration und Desinfektion:** Verwendung von Sandfiltern, Aktivkohle und Desinfektionsmethoden wie Ozonisierung und UV-Licht zur Reinigung des Wassers.

Management von festen Abfällen

- **Recycling und Kompostierung:** Technologien zum Sortieren, Behandeln und Recyceln von Abfällen, wodurch die Menge an Abfällen, die auf Deponien entsorgt werden, verringert wird.
- **Verbrennung mit Energierückgewinnung:** Verbrennung von Abfall zur Energiegewinnung bei gleichzeitiger Reduzierung des Abfallvolumens.

Lärmminderung

- **Schallabsorbierende Materialien:** Verwendung spezieller Materialien im Bauwesen, um Lärm zu absorbieren und die Lärmbelastung zu verringern.
- **Ruhezonen:** Einrichtung von Stadtgebieten, in denen der Verkehr eingeschränkt oder verboten wird, um den Lärm zu reduzieren.

Grüne Technologien im Bauwesen

- **Grüne Gebäude:** Planung und Bau von Gebäuden, die weniger Energie, Wasser und Materialien verbrauchen und dadurch ihre Umweltauswirkungen verringern.
- **Grüne Dächer und Pflanzenwände:** Einsatz von Pflanzen in Gebäuden zur Verbesserung der Isolierung, zur Absorption von CO_2 und zur Filterung von Schadstoffen.

Erneuerbare Energien

- **Solar- und Windkraftsysteme :** Einsatz von Technologien zur Erfassung der Energie von Sonne und Wind, wodurch die Abhängigkeit von umweltschädlichen fossilen Brennstoffen verringert wird.
- **Biokraftstoffe:** Herstellung von Kraftstoffen aus biologischen Quellen, die als sauberer und nachhaltiger als fossile Kraftstoffe gelten.

Elektro- und Hybridfahrzeuge

- **Verringerung der Abgasemissionen** : Einführung von Elektro- und Hybridfahrzeugen zur Verringerung der Emissionen von Treibhausgasen und Luftschadstoffen.

Durch die Kombination dieser Technologien mit einer effektiven Umweltpolitik und einer stärkeren Sensibilisierung kann die Umweltverschmutzung in ihren verschiedenen Formen erheblich reduziert werden, was zu einer gesünderen und nachhaltigeren Umwelt beiträgt.

Innovationen in der Umweltüberwachung

Innovationen in der Umweltüberwachung sind entscheidend für die wirksame Erkennung, Analyse und Reaktion auf Umweltprobleme. Dank des technologischen Fortschritts konnten neue Werkzeuge und Methoden entwickelt werden, um den Zustand unserer Umwelt genauer und in Echtzeit zu überwachen. Hier einige dieser Innovationen:

Sensoren und Überwachungsnetzwerke

- **Umweltsensoren:** Fortschrittliche Sensoren können eine Vielzahl von Umweltparametern wie Luftqualität, Wasserverschmutzung, Lärmpegel und Strahlung messen.
- **Überwachungsnetzwerke:** Weiträumig eingesetzte Sensornetzwerke liefern Echtzeitdaten über den Zustand der Umwelt.

Satellitenbilder und Fernerkundung

- **Umweltsatelliten:** Satelliten mit speziellen Sensoren können große Gebiete auf Phänomene wie Entwaldung, Gletscherveränderungen und Luftverschmutzung hin überwachen.
- **Analyse von Fernerkundungsdaten:** Die Verwendung von Fernerkundungstechniken zur Analyse von Satellitendaten und zur Bereitstellung von Informationen über Umweltveränderungen auf globaler Ebene.

Drohnen und unbemannte Luftfahrzeuge (UAVs)

- **Drohnen für die Überwachung:** Drohnen werden zur Datenerfassung in schwer zugänglichen Gebieten, zur Überwachung der Wasserqualität, der Gesundheit von Wäldern und zur Erkennung von Schadstoffen eingesetzt.

- **Flexibilität und Zugänglichkeit:** Drohnen bieten eine flexible und kostengünstigere Methode, um genaue Umweltdaten zu sammeln.

Künstliche Intelligenz (KI) und Datenanalyse

- **Verarbeitung großer Datenmengen :** Mithilfe von KI und Machine Learning können große Mengen an Umweltdaten analysiert werden, um Trends und Muster zu erkennen.
- **Vorhersage und Modellierung:** Einsatz von KI zur Modellierung und Vorhersage von Umweltphänomenen wie Luftverschmutzung und Klimawandel.

Netzwerke von Wissenschaftsbürgern

- **Beteiligung der Öffentlichkeit: Mithilfe** von Anwendungen und Online-Plattformen können Bürger zur Umweltüberwachung beitragen, indem sie Beobachtungen und Messungen mit anderen teilen.
- **Stärkung der Gemeinschaftsüberwachung:** Diese Netzwerke ermöglichen eine umfassendere Basisüberwachung und binden die Öffentlichkeit in den Umweltschutz ein.

Biotechnologie

- **Biomonitoring:** Verwendung von Bioindikatoren, wie Pflanzen oder Mikroorganismen, zur Überwachung von Umweltveränderungen oder des Vorhandenseins von Schadstoffen.
- **Biosensoren:** Entwicklung von Biosensoren, die auf bestimmte Arten von Schadstoffen oder Umweltbedingungen reagieren.

Konnektivität und Datenintegration

- **Integrierte Systeme:** Integration verschiedener Datenquellen für ein vollständiges Bild des Umweltzustands.
- **Zugängliche Plattformen:** Entwicklung von Plattformen, auf denen Umweltdaten für Forscher, Entscheidungsträger und die Öffentlichkeit leicht zugänglich sind.

Diese Innovationen verbessern die Fähigkeit, Umweltherausforderungen zu überwachen, zu verstehen und darauf zu reagieren. Sie sind entscheidend für ein effektives Umweltmanagement und eine fundierte Entscheidungsfindung im Kampf gegen Umweltverschmutzung und Klimawandel.

Kapitel 23

RECHTLICHE UND REGULATORISCHE ASPEKTE

Internationale und nationale Gesetzgebung

Internationale und nationale Gesetze spielen eine entscheidende Rolle bei der Verwaltung und dem Schutz der Umwelt sowie bei der Förderung der öffentlichen Gesundheit. Diese Gesetze und Vorschriften bieten den notwendigen Rahmen, um die Herausforderungen im Bereich Umwelt und Gesundheit auf globaler und lokaler Ebene anzugehen. Hier einige Schlüsselaspekte der internationalen und nationalen Gesetzgebung :

Internationale Gesetzgebung
- **Umweltabkommen und -verträge:** Abkommen wie das Pariser Klimaabkommen, das Übereinkommen über die biologische Vielfalt und das Montrealer Protokoll über Stoffe, die zu einem Abbau der Ozonschicht führen, zielen auf die Bewältigung globaler Umweltprobleme ab.
- **Internationale Normen und Richtlinien:** Internationale Organisationen wie die Weltgesundheitsorganisation (WHO) und die Vereinten Nationen (UNO) legen Normen und Richtlinien fest, um die Umwelt- und Gesundheitspolitik zu lenken.

Nationale Gesetzgebung
- **Gesetze zum Schutz der Umwelt :** Die Länder verabschieden nationale Gesetze, um Schadstoffemissionen zu regulieren, Abfall zu entsorgen, natürliche Ressourcen zu schützen und die biologische Vielfalt zu erhalten.
- **Vorschriften zur öffentlichen Gesundheit: Die** nationalen Gesetze beinhalten auch Vorschriften zur Trinkwasserqualität, zum Umgang mit giftigen Substanzen und zur Überwachung der öffentlichen Gesundheit.

Umsetzung und Konformität
- **Durchsetzung von Gesetzen:** Die nationalen Regierungen sind für die Durchsetzung von Umwelt- und Gesundheitsgesetzen durch Regulierungsbehörden und Überwachungsprogramme verantwortlich.
- **Sanktionen und Anreize :** Die Gesetzgebung sieht häufig Sanktionen bei Nichteinhaltung sowie Anreize zur Förderung nachhaltiger und gesunder Praktiken vor.

Beteiligung und Einbeziehung von Interessengruppen
- **Öffentliche Konsultation:** Gesetze werden oft unter Beteiligung von Interessengruppen, einschließlich NGOs,

Unternehmen, Experten und der Öffentlichkeit, ausgearbeitet.

- **Grenzüberschreitende Zusammenarbeit:** Grenzüberschreitende Umweltprobleme erfordern eine Zusammenarbeit und Koordination der Gesetzgebung zwischen den Nachbarländern.

Anpassung und Weiterentwicklung von Gesetzen

- **Regelmäßige Überprüfungen:** Umwelt- und Gesundheitsgesetze müssen regelmäßig überarbeitet werden, um sie an neue wissenschaftliche Erkenntnisse, technologische Innovationen und veränderte Umweltherausforderungen anzupassen.
- **Reaktive Gesetzgebung: Die** Fähigkeit, schnell auf Umwelt- und Gesundheitsnotfälle mit geeigneten gesetzgeberischen Maßnahmen zu reagieren.

Harmonisierung der Gesetze

- **Harmonisierung mit internationalen Standards:** Länder bemühen sich oft, ihre nationalen Gesetze mit internationalen Abkommen und Standards zu harmonisieren, um eine globale Kohärenz zu gewährleisten.

Durch die Kombination von Anstrengungen auf internationaler und nationaler Ebene kann die Gesetzgebung die Herausforderungen im Bereich Umwelt und Gesundheit wirksam angehen. Dies erfordert eine kontinuierliche Zusammenarbeit, eine Anpassung an Veränderungen und eine aktive Beteiligung aller Interessengruppen.

Umwelt- und Gesundheitsrecht

Das Umwelt- und Gesundheitsrecht ist ein wichtiger Rechtszweig, der sich auf Gesetze und Vorschriften zum Schutz der Umwelt und zur Förderung der öffentlichen Gesundheit konzentriert. Dieser Zweig deckt ein breites Spektrum an Bereichen ab, darunter die Luft- und Wasserqualität, die Abfallwirtschaft, die Erhaltung der Artenvielfalt und die Kontrolle gefährlicher Chemikalien. Hier einige Schlüsselaspekte des Umwelt- und Gesundheitsrechts:

Gesetze und Vorschriften zur Luftqualität

- **Schadstoffemissionen** : Luftqualitätsvorschriften zielen auf die Kontrolle von Industrieemissionen, Fahrzeugemissionen und anderen Quellen der Luftverschmutzung ab.
- **Luftqualitätsstandards:** Für wichtige Luftschadstoffe wie Schwefeldioxid, Stickoxide und Feinstaub werden Standards festgelegt.

Wasser- und Wasserqualitätsmanagement

- **Oberflächen- und Grundwasser:** Gesetze regeln die Verschmutzung von Oberflächenwasser und Grundwasser und legen Standards für die Trinkwasserqualität fest.
- **Abwassermanagement:** Vorschriften zur Behandlung und Ableitung von industriellen und kommunalen Abwässern zum Schutz der aquatischen Ökosysteme.

Umgang mit Abfall und toxischen Substanzen

- **Entsorgung von Abfällen** : Gesetze bilden den Rahmen für die Sammlung, Behandlung und Entsorgung von festen Abfällen, einschließlich gefährlicher Abfälle.
- **Chemikalienkontrolle:** Vorschriften für die Verwendung, Lagerung und den Transport gefährlicher Chemikalien, um schädliche Expositionen zu verhindern.

Erhaltung der Biodiversität

- **Arten- und Habitatschutz:** Gesetze zum Schutz bedrohter Arten und ihrer Lebensräume sowie zur Regulierung der Nutzung natürlicher Ressourcen.
- **Internationale Abkommen:** Teilnahme an **internationalen** Abkommen wie dem Übereinkommen über den internationalen Handel mit gefährdeten Arten frei lebender Tiere und Pflanzen (CITES).

Öffentliche Gesundheit und Lebensmittelsicherheit

- **Standards im Bereich der** öffentlichen **Gesundheit:** Vorschriften, die die öffentliche Gesundheit betreffen, einschließlich der Verhütung von Krankheiten, Standards für die Lebensmittelsicherheit und die Bewältigung von Gesundheitskrisen.
- **Kontrolle von Lebensmitteln und Medikamenten:** Gesetze zur Regelung der Sicherheit und Qualität von Lebensmitteln und Medikamenten.

Internationales Umweltrecht

- **Globale Umweltabkommen:** Teilnahme an und Umsetzung von internationalen Abkommen, wie dem

Pariser Abkommen zum Klimawandel und dem Übereinkommen über die biologische Vielfalt.

- **Grenzüberschreitende Zusammenarbeit:** Bewältigung von Umweltproblemen, die nationale Grenzen überschreiten, wie z. B. die grenzüberschreitende Luftverschmutzung und die Bewirtschaftung gemeinsamer Wasserressourcen.

Bürgerbeteiligung und Zugang zu Informationen

- **Bürgerrechte :** Gesetze, die das Recht der Bürger auf Umweltinformationen, die öffentliche Beteiligung an umweltbezogenen Entscheidungsprozessen und den Zugang zu Gerichten in Umweltangelegenheiten garantieren.

Das Umwelt- und Gesundheitsrecht ist von entscheidender Bedeutung für ein Gleichgewicht zwischen wirtschaftlicher Entwicklung und dem Schutz der Umwelt und der öffentlichen Gesundheit. Es erfordert eine Koordinierung zwischen nationalen und internationalen Gesetzen sowie eine wirksame Umsetzung und Durchsetzung.

Markante und frühere Rechtsfälle

Im Bereich des Umwelt- und Gesundheitsrechts gab es eine Reihe von Rechtsfällen, die bedeutende Auswirkungen hatten und wichtige Präzedenzfälle geschaffen haben. Diese Fälle haben häufig die Politik beeinflusst, die Gesetzgebung gestärkt und das Bewusstsein für kritische Probleme geschärft. Hier einige prominente Beispiele:

Fälle von industrieller Verschmutzung

- **Fall Love Canal: In den** 1970er Jahren in den USA machte dieser Fall die Gefahren der industriellen Umweltverschmutzung deutlich, als vergrabene giftige Chemikalien begannen, in ein Wohngebiet einzudringen und schwere Gesundheitsprobleme verursachten. Dies führte zur Schaffung des Superfund, eines Bundesgesetzes zur Säuberung kontaminierter Standorte.

Streitigkeiten über den Klimawandel

- **Fall Urgenda gegen die Niederlande:** 2019 entschied der Oberste Gerichtshof der Niederlande, dass die niederländische Regierung ehrgeizigere Maßnahmen zur

Verringerung der Treibhausgasemissionen ergreifen muss, und schuf damit einen Präzedenzfall für die staatliche Verantwortung für den Klimawandel.

Klagen gegen umweltverschmutzende Unternehmen

- **Prozess gegen Chevron in Ecuador:** Ein Fall, in dem Chevron dazu verurteilt wurde, Milliarden von Dollar für die Umweltverschmutzung im ecuadorianischen Amazonasgebiet zu zahlen. Obwohl umstritten und durch internationale Rechtsfragen kompliziert, hat der Fall die Aufmerksamkeit auf die Verantwortung von Unternehmen für die Umweltverschmutzung gelenkt.

Rechte indigener Gemeinschaften

- **Fall Ogoniland in Nigeria:** Die Ogoni-Gemeinschaften haben Shell wegen Umwelt- und Gesundheitsschäden durch die Ölförderung verklagt und damit die Rechte indigener Gemeinschaften und die Verantwortung multinationaler Konzerne unterstrichen.

Recht auf eine gesunde Umwelt

- **Fall T.C. (M.C. Mehta) gegen Union of India:** Der Oberste Gerichtshof Indiens hat eine Schlüsselrolle bei der Förderung des Rechts auf eine gesunde Umwelt gespielt, insbesondere durch die Einführung strenger Vorschriften für umweltschädliche Industrien.

Asbest-Gesetzgebung

- **Asbestfälle in Europa und Nordamerika:** Klagen gegen Asbesthersteller haben zu wichtigen Änderungen der Asbestvorschriften geführt, die die ernsten Gesundheitsgefahren von Asbest anerkennen.

Schutz bedrohter Arten

- **Fälle im Zusammenhang mit dem Endangered Species Act in den USA:** Mehrere Fälle haben dieses Gesetz gestärkt, das bedrohte Arten und ihre Lebensräume schützt und die Landbewirtschaftung und Umweltvorschriften beeinflusst.

Diese Fälle zeigen, wie das Recht genutzt werden kann, um Umwelt- und Gesundheitsfragen anzugehen, indem es manchmal die einzige Möglichkeit für betroffene Gemeinschaften bietet und als starker Hebel für politischen und sozialen Wandel fungiert. Sie unterstreichen auch die Komplexität von Umweltfragen und die Notwendigkeit eines ausgewogenen Ansatzes zwischen wirtschaftlicher Entwicklung und dem Schutz der Umwelt und der öffentlichen Gesundheit.

Kapitel 24

GLOBALE GESUNDHEIT UND INTERNATIONALE HERAUSFORDERUNGEN

Umweltverschmutzung und Krebs in einem globalen Kontext

Der Zusammenhang zwischen Umweltverschmutzung und Krebs in einem globalen Kontext ist ein wichtiges Thema, da die Umweltverschmutzung weltweit erhebliche Auswirkungen auf die öffentliche Gesundheit hat. Hier eine Analyse dieser Beziehung :

Globale Auswirkungen der Umweltverschmutzung
- **Luftverschmutzung:** Luftverschmutzung, insbesondere Feinstaub und Schadstoffe wie Benzol, ist als wichtiges Karzinogen anerkannt und wird mit einem erhöhten Krebsrisiko, insbesondere Lungenkrebs, in Verbindung gebracht.
- **Wasserverschmutzung:** Die Verunreinigung von Wasserquellen mit Industriechemikalien, Pestiziden und Schwermetallen kann ebenfalls zur Inzidenz verschiedener Krebsarten beitragen.

Geografische und sozioökonomische Disparitäten
- **Hochrisikoregionen:** Bestimmte Regionen, vor allem in Entwicklungsländern mit schwacher Umweltgesetzgebung, sind stärker durch krebserregende Schadstoffe gefährdet.
- Gesundheitliche **Ungleichheit:** Bevölkerungsgruppen mit niedrigem Einkommen sind häufig stärker der Umweltverschmutzung ausgesetzt und haben nur eingeschränkten Zugang zur Gesundheitsversorgung, wodurch sich die gesundheitliche Ungleichheit verschärft.

Mitwirkende Faktoren
- **Industrialisierung und Urbanisierung:** Die beschleunigte Industrialisierung und Urbanisierung, vor allem in den Entwicklungsländern, hat zu einem Anstieg der Luft- und Wasserverschmutzung geführt.
- **Abfallwirtschaft:** Die unsachgemäße Entsorgung von Industrie-, Chemie- und Haushaltsabfällen trägt zur Umweltverschmutzung bei.

Forschung und wissenschaftliche Studien
- **Epidemiologische Studien:** Zahlreiche epidemiologische Studien haben einen Zusammenhang zwischen der Exposition gegenüber verschiedenen Schadstoffen und einem erhöhten Krebsrisiko hergestellt.
- **Mechanismenforschung:** Die Forschung **erforscht** weiterhin die Mechanismen, durch die Schadstoffe

Schäden auf zellulärer und genetischer Ebene verursachen, die zu Krebs führen.

Globale Aktionen und Politiken

- **Internationale Abkommen:** Globale Bemühungen, wie das Pariser Klimaabkommen, zielen darauf ab, die Emissionen von Treibhausgasen und anderen Schadstoffen zu reduzieren.
- **Initiativen im Bereich der öffentlichen Gesundheit:** Programme im Bereich der öffentlichen Gesundheit zielen darauf ab, die Schadstoffbelastung zu überwachen und zu verringern sowie den Zugang zur Gesundheitsversorgung zu verbessern.

Sensibilisierung und Bildung

- **Öffentliche Sensibilisierung:** Die Sensibilisierung für die Gesundheitsrisiken der Umweltverschmutzung ist entscheidend, um Verhaltensänderungen zu fördern und die Gesundheitspolitik zu unterstützen.
- **Bildung und Ausbildung:** Die Aufklärung über Umweltrisiken und Krebsprävention ist von entscheidender Bedeutung, vor allem in den am stärksten betroffenen Regionen.

Internationale Zusammenarbeit und Hilfe

- **Unterstützung für Entwicklungsländer :** Internationale Zusammenarbeit und Hilfe für Entwicklungsländer sind notwendig, um das Umweltmanagement und die Gesundheitsfürsorgesysteme zu verbessern.

Umweltverschmutzung und Krebs im globalen Kontext stellen eine komplexe Herausforderung dar, die einen sektorübergreifenden Ansatz erfordert, der die öffentliche Gesundheit, die Umwelt, die Gesetzgebung und die internationale Zusammenarbeit einbezieht. Die Konzentration auf Prävention, Forschung und bessere Regulierung kann erheblich dazu beitragen, die globale Belastung durch verschmutzungsbedingte Krebserkrankungen zu verringern.

Internationale Bemühungen und grenzüberschreitende Zusammenarbeit

Internationale Bemühungen und grenzüberschreitende Zusammenarbeit sind von entscheidender Bedeutung für die wirksame Bewältigung von Umwelt- und

Gesundheitsherausforderungen, die keine Grenzen kennen. Diese globalen Herausforderungen, wie der Klimawandel, die Umweltverschmutzung und die Ausbreitung von Krankheiten, erfordern eine international koordinierte Reaktion. Hier sind einige Schlüsselbereiche, in denen diese Zusammenarbeit von entscheidender Bedeutung ist :

Klimawandel
- **Internationale Abkommen:** Das Pariser Abkommen ist ein wichtiges Beispiel für die internationale Zusammenarbeit zur Begrenzung der globalen Erwärmung durch die Reduzierung von Treibhausgasemissionen.
- **Technologie- und Wissensaustausch:** Die Zusammenarbeit bei der Erforschung und Entwicklung kohlenstoffarmer Technologien und beim Austausch bewährter Verfahren zur Eindämmung des Klimawandels.

Bewahrung der biologischen Vielfalt
- **Internationale Übereinkommen:** Das Übereinkommen über die biologische Vielfalt und andere Abkommen zielen darauf ab, bedrohte Arten und Lebensräume auf der ganzen Welt zu schützen.
- **Grenzüberschreitende Naturschutzprojekte:** Die gemeinsame Verwaltung von Schutzgebieten und Ökosystemen, die sich über nationale Grenzen hinweg erstrecken.

Umgang mit Verschmutzung
- **Umgang mit grenzüberschreitenden Schadstoffen:** Abkommen wie das Stockholmer Übereinkommen über persistente organische Schadstoffe befassen sich mit dem Umgang mit giftigen Substanzen, die sich über Grenzen hinweg bewegen.
- **Umweltüberwachung und -standards:** Zusammenarbeit bei der Überwachung der Umweltverschmutzung und der Entwicklung internationaler Umweltstandards.

Kontrolle von Infektionskrankheiten
- **Krankheitsüberwachung:** Zusammenarbeit bei der Überwachung und schnellen Reaktion auf grenzüberschreitende Ausbrüche wie COVID-19.
- **Impfstoffforschung und -entwicklung:** Gemeinsame Nutzung von Ressourcen und Wissen für die Entwicklung und Verbreitung von Impfstoffen.

Verwaltung natürlicher Ressourcen

- **Wasserressourcenmanagement:** Zusammenarbeit bei der Verwaltung grenzüberschreitender Flusseinzugsgebiete, um eine nachhaltige und gerechte Wassernutzung zu gewährleisten.
- **Tropical Forest Conservation:** Gemeinsame Initiativen zur Erhaltung der tropischen Wälder, die für die Artenvielfalt und das Weltklima von entscheidender Bedeutung sind.

Nachhaltige Entwicklung

- **Nachhaltige Entwicklungsziele (SDGs):** Die Vereinten Nationen haben die SDGs zur Förderung einer nachhaltigen globalen Entwicklung aufgestellt, die Themen wie Armut, Hunger, Gesundheit, Bildung, Gleichstellung der Geschlechter, sauberes Wasser, Energie und Klimawandel behandeln.
- **Internationale Hilfe und Finanzierung :** Finanzielle und technische Unterstützung für Entwicklungsländer, um ihnen bei der Erreichung der SDGs zu helfen.

Ausbildung und Wissensaustausch

- **Ausbildungsprogramme:** Bildungsaustausch und Ausbildungsprogramme, um Fachwissen und Kompetenzen in den Bereichen Umwelt und öffentliche Gesundheit auszutauschen.
- **Forschungsnetzwerke:** Zusammenarbeit von Universitäten und Forschungsinstituten zur Durchführung von Studien zu globalen Umwelt- und Gesundheitsproblemen.

Die internationale und grenzüberschreitende Zusammenarbeit ist daher von entscheidender Bedeutung, um globale Herausforderungen wirksam und koordiniert anzugehen und dabei die Vielfalt der weltweit verfügbaren Erfahrungen, Ressourcen und Kenntnisse zu nutzen.

Spezifische Herausforderungen der Entwicklungsländer

Entwicklungsländer stehen vor besonderen Herausforderungen im Bereich des Umwelt- und Gesundheitsmanagements, die oft durch begrenzte Ressourcen und wirtschaftliche Zwänge verschärft werden. Hier eine Analyse dieser Herausforderungen :

Begrenzte Infrastruktur und Ressourcen

- **Zugang zu Gesundheitsversorgung:** Ein eingeschränkter Zugang zu hochwertigen Gesundheitsdienstleistungen erschwert die Vorbeugung und Behandlung von Krankheiten, einschließlich der durch Umweltverschmutzung bedingten Krebserkrankungen.
- **Infrastruktur für die Abfallentsorgung:** Häufig unzureichend, was zu Problemen mit der Wasser- und Luftverschmutzung führt.

Umweltprobleme Accrus

- **Industrielle und städtische Verschmutzung:** Das schnelle Wirtschaftswachstum und die Urbanisierung können ohne angemessene Umweltvorschriften zu einer erhöhten Umweltverschmutzung führen.
- **Entwaldung und Verlust der biologischen Vielfalt:** Große Probleme in vielen Entwicklungsländern, die die Ökosysteme beeinträchtigen und zum Klimawandel beitragen.

Wirtschaftliche und soziale Herausforderungen

- **Armut:** Weit verbreitete Armut schränkt die Möglichkeiten von Regierungen und Einzelpersonen ein, in nachhaltige Gesundheits- und Umweltlösungen zu investieren.
- **Bildung und Sensibilisierung:** Ein niedrigeres Bildungsniveau kann das Bewusstsein für umweltbedingte Gesundheitsprobleme und Präventionspraktiken einschränken.

Anfälligkeit für Klimawandel

- **Auswirkungen des Klimawandels:** Entwicklungsländer sind oft anfälliger für die Auswirkungen des Klimawandels, wie extreme Wetterereignisse und den Anstieg des Meeresspiegels.
- **Ressourcen für Anpassung:** Mangel an Ressourcen, um wirksame Anpassungsstrategien umzusetzen.

Abhängigkeit von natürlichen Ressourcen

- **Ressourcenbasierte Wirtschaft:** Starke Abhängigkeit von Landwirtschaft, Fischerei und Ressourcenabbau, wodurch die Wirtschaft und der Lebensunterhalt anfällig für Umweltprobleme werden.
- **Ressourcenmanagement:** Herausforderungen bei der nachhaltigen Bewirtschaftung natürlicher Ressourcen, die durch den demografischen und wirtschaftlichen Druck noch verschärft werden.

Politik und Gesetzgebung

- **Schwacher regulatorischer Rahmen:** Die Politik und die Vorschriften im Bereich Umwelt und öffentliche Gesundheit sind häufig unzureichend oder unwirksam.
- **Korruption und Staatsführung:** Korruption und Probleme bei der Staatsführung können die Durchsetzung von Umwelt- und Gesundheitsgesetzen behindern.

Internationale Zusammenarbeit und Hilfe

- **Bedarf** an **internationaler Hilfe:** Abhängigkeit von internationaler Hilfe und technischer Zusammenarbeit, um Gesundheits- und Umweltprobleme anzugehen.
- **Technologietransfer:** Begrenzter Zugang zu fortschrittlichen Technologien für die Umweltüberwachung, die Behandlung von Krankheiten und das Ressourcenmanagement.

Die Bemühungen, diese Herausforderungen zu bewältigen, erfordern einen integrierten Ansatz, der wirtschaftliche Entwicklung, Umweltschutz, Verbesserung der öffentlichen Gesundheit und Bildung miteinander verbindet. Internationale Zusammenarbeit, Investitionen in Infrastruktur und Technologie sowie der Aufbau lokaler Kapazitäten sind entscheidend, um den Entwicklungsländern bei der Bewältigung dieser Herausforderungen zu helfen.

Kapitel 25

ZUKUNFTSPERSPEKTIVEN UND INNOVATIONEN

Zukünftige Szenarien in Funktion der Aktuellen Aktionen

Aktuelle Maßnahmen im Bereich des Umweltmanagements, der öffentlichen Gesundheit und der Politik haben einen erheblichen Einfluss auf zukünftige Szenarien. Je nachdem, ob diese Maßnahmen proaktiv und effektiv oder unzureichend sind, können die zukünftigen Ergebnisse sehr unterschiedlich ausfallen. Es folgt eine Analyse dieser potenziellen Szenarien :
Optimistisches Szenario: Proaktive und effektive Maßnahmen

- **Verringerung der Treibhausgasemissionen:** Wenn die derzeitigen Maßnahmen mit den Zielen des Pariser Abkommens übereinstimmen, könnte dies die globale Erwärmung begrenzen und die Auswirkungen des Klimawandels verringern.
- **Verbesserung der Luft- und Wasserqualität:** Eine wirksame Regulierung und fortschrittliche Technologien könnten zu einer deutlichen Verbesserung der Luft- und Wasserqualität führen und so die durch Umweltverschmutzung bedingten Krankheiten verringern.
- **Erhalt der biologischen Vielfalt:** Erfolgreiche Bemühungen um die Erhaltung von Lebensräumen und den Schutz von Arten könnten die biologische Vielfalt erhalten.
- **Verstärkte öffentliche Gesundheit:** Eine Verbesserung der Gesundheitssysteme und eine stärkere Prävention von Krankheiten könnten zu einer gesünderen Weltbevölkerung führen.

Mittleres Szenario : Unzureichende oder ungleiche Bemühungen

- **Moderater Klimawandel :** Bei ungleichmäßigen oder verzögerten Maßnahmen könnte sich der Klimawandel in gemäßigtem Tempo fortsetzen, was zu häufigeren extremen Wetterereignissen und Umweltauswirkungen führen würde.
- **Begrenzte Verbesserungen** bei der Umweltverschmutzung: Teilweise Verbesserungen bei der Luft- und Wasserverschmutzung reichen möglicherweise nicht aus, um durch Umweltverschmutzung bedingte Krankheiten vollständig zu verhindern.
- **Fortgesetzter Verlust an Biodiversität:** Ohne stärkere Erhaltungsmaßnahmen könnte der Verlust an Biodiversität

weitergehen und Ökosysteme und die von ihnen erbrachten Leistungen beeinträchtigen.

- **Anhaltende Probleme im Bereich der öffentlichen Gesundheit :** Begrenzte Fortschritte in den Gesundheitssystemen führen möglicherweise nicht zu einer vollständigen Lösung der umweltbedingten Gesundheitsprobleme.

Pessimistisches Szenario: Fehlende oder unwirksame Aktionen

- **Schwerer Klimawandel:** Ein Mangel an bedeutenden Maßnahmen gegen den Klimawandel könnte zu einer großen globalen Erwärmung mit katastrophalen Folgen für die Umwelt und die Gesellschaft führen.
- **Verschlechterung der Umwelt :** Eine weitere Verschmutzung und Verschlechterung der Umwelt könnte zu schwerwiegenderen Problemen der öffentlichen Gesundheit und zu einer geringeren Lebensqualität führen.
- **Krisen im Bereich der öffentlichen Gesundheit:** Wenn es keine deutlichen Verbesserungen in der Gesundheitsversorgung und der Krankheitsprävention gibt, könnte dies zu Krisen im Bereich der öffentlichen Gesundheit führen, insbesondere in Ländern mit niedrigem Einkommen.
- **Wirtschaftliche und soziale Verluste:** Schwere Umwelt- und Gesundheitsauswirkungen könnten zu erheblichen wirtschaftlichen Verlusten und sozialer Instabilität führen.

Diese Szenarien unterstreichen, wie wichtig aktuelle Handlungen und politische Entscheidungen sind, um die Zukunft unseres Planeten und seiner Bewohner zu gestalten. Proaktives, koordiniertes und globales Handeln ist entscheidend, um den Weg in eine nachhaltigere und gesündere Zukunft zu beschreiten.

Rolle von Forschung und Entwicklung

Forschung und Entwicklung (FuE) spielen eine grundlegende Rolle bei der Lösung von Problemen im Bereich der Umwelt und der öffentlichen Gesundheit. Sie sind entscheidend für Innovationen, neue Lösungen und die Verbesserung bestehender Technologien und Praktiken. Hier sind einige Schlüsselbereiche, in denen F&E besonders entscheidend ist:

Technologische Innovation

* **Entwicklung sauberer Technologien:** F&E ist entscheidend für die Schaffung von Technologien, die die Umweltverschmutzung verringern, die Energieeffizienz verbessern und die Nutzung erneuerbarer Energien fördern.
* **Biotechnologie:** Im Gesundheitsbereich bietet die Biotechnologie bedeutende Fortschritte bei der Behandlung und Vorbeugung von Krankheiten, einschließlich Krebs.

Klimawandel

* **Abschwächung und Anpassung:** Die Forschung hilft bei der Entwicklung von Strategien zur Abschwächung des Klimawandels und zur Anpassung an seine Auswirkungen, insbesondere durch die Untersuchung von Ökosystemen, Wetterphänomenen und Klimamodellen.
* **Kohlenstoffsequestrierung:** Im Rahmen von F&E werden Methoden zur Abscheidung und Speicherung von Kohlendioxid erforscht, um die Konzentration von Treibhausgasen in der Atmosphäre zu verringern.

Öffentliche Gesundheit

* **Medizinische Forschung: Forschung** und Entwicklung sind von entscheidender Bedeutung für die Entdeckung neuer Medikamente, Impfstoffe und Therapien zur Bekämpfung verschiedener Krankheiten, auch solcher, die durch Umweltfaktoren bedingt sind.
* **Epidemiologie:** Die Forschung in diesem Bereich hilft zu verstehen, wie sich Umweltfaktoren auf die öffentliche Gesundheit auswirken und zur Entstehung von Krankheiten wie Krebs beitragen.

Ökologische Nachhaltigkeit

* **Management natürlicher Ressourcen:** F&E hilft bei der Entwicklung nachhaltiger Methoden für das Management von Wasser, Böden und biologischen Ressourcen.
* **Nachhaltige Landwirtschaft:** Die Forschung im Bereich der nachhaltigen landwirtschaftlichen Praktiken zielt darauf ab, die Produktivität zu steigern und gleichzeitig die Umweltauswirkungen zu minimieren.

Wirtschaft und Politik

* **Ökonomische Analyse:** F&E liefert wichtige Analysen, um die wirtschaftlichen Kosten von Umwelt- und Gesundheitsproblemen zu verstehen und die Wirksamkeit von politischen Maßnahmen zu bewerten.

- **Politikentwicklung:** Die Forschung hilft bei der Formulierung evidenzbasierter politischer Maßnahmen, um Herausforderungen im Umwelt- und Gesundheitsbereich effektiv zu bewältigen.

Bildung und Sensibilisierung
- **Programme für den Bildungsbereich :** F&E trägt zur Entwicklung von Bildungsprogrammen bei, um die Öffentlichkeit für Umwelt- und Gesundheitsfragen zu sensibilisieren und zu informieren.

F&E ist ein Motor für Fortschritt und Innovation, der für die Bewältigung der heutigen und zukünftigen Herausforderungen in den Bereichen Umwelt und öffentliche Gesundheit von entscheidender Bedeutung ist. Investitionen in FuE sind daher von entscheidender Bedeutung für eine nachhaltige und gesunde Zukunft.

Innovative Visionen für eine gesündere Welt

Um eine gesündere und nachhaltigere Welt zu schaffen, bedarf es innovativer Visionen, die Technologie, Politik, Bildung und Verhaltensänderungen miteinander verbinden. Hier sind einige Ideen und Konzepte, die eine gesündere Zukunft gestalten könnten :

Stadt der Zukunft: Nachhaltige Stadtplanung
- **Grüne Städte :** Städte mit Grünflächen, Dachbegrünungen und lebenden Wänden gestalten, um die Luftqualität zu verbessern und Erholungsräume bereitzustellen.
- **Nachhaltige Mobilität:** Förderung von öffentlichen Verkehrsmitteln, Elektrofahrzeugen, Fahrradnetzen und Fußwegen zur Verringerung der Luftverschmutzung und des Lärms.
- **Energieeffiziente Gebäude:** Bauen Sie Gebäude, die erneuerbare Energien, nachhaltige Materialien und intelligente Technologien nutzen, um den Energieverbrauch zu senken.

Innovation im Gesundheitswesen
- **Personalisierte Medizin:** Nutzung genetischer und biomedizinischer Daten, um die Behandlung und Vorbeugung von Krankheiten zu personalisieren.

- **Tragbare Technologie:** Entwicklung von tragbaren Geräten, die die Gesundheit überwachen und einen gesunden Lebensstil fördern.
- **Telemedizin:** Einsatz von Telemedizin zur Verbesserung des Zugangs zur Gesundheitsversorgung, insbesondere in abgelegenen Gebieten.

Lebensmittel und nachhaltige Landwirtschaft

- **Präzisionslandwirtschaft:** Nutzung von Technologien wie Sensoren, Drohnen und KI, um die Landwirtschaft effizienter und mit geringeren Auswirkungen auf die Umwelt zu gestalten.
- **Alternative Lebensmittel :** Förderung der Entwicklung und des Konsums von nachhaltigen Lebensmitteln wie pflanzlichen Proteinen und im Labor gezüchtetem Fleisch.

Zirkuläre Wirtschaft

- **Zero Waste:** Sich an einer Kreislaufwirtschaft orientieren, in der alle Produkte so konzipiert sind, dass sie vollständig wiederverwertbar oder biologisch abbaubar sind.
- **Wiederverwendung und Recycling:** Förderung der Wiederverwendung und des Recyclings, um die Abfallproduktion und den Ressourcenverbrauch zu reduzieren.

Erneuerbare und saubere Energien

- **Energiewende:** Beschleunigte Umstellung auf erneuerbare Energien wie Solar-, Wind- und Wasserkraft, um die Abhängigkeit von fossilen Brennstoffen zu verringern.
- **Energiespeicherung:** Entwicklung effizienter Energiespeicherlösungen, um die Variabilität erneuerbarer Energien zu bewältigen.

Bildung und Sensibilisierung

- **Bildungsprogramme:** Integration von Umwelt- und Gesundheitserziehung in alle Bildungsstufen, um das Bewusstsein bereits in jungen Jahren zu schärfen.
- **Sensibilisierungskampagnen:** Nutzung von Medien und Kommunikationskampagnen, um die Öffentlichkeit für Umwelt- und Gesundheitsfragen zu sensibilisieren.

Globale Zusammenarbeit

- **Internationale Partnerschaften:** Stärkung der internationalen Zusammenarbeit zur gemeinsamen Nutzung von Wissen, Technologien und Ressourcen bei der Bekämpfung globaler Umwelt- und Gesundheitsprobleme.

Diese innovativen Visionen erfordern einen multidisziplinären Ansatz und die Zusammenarbeit von Regierungen, Unternehmen, Nichtregierungsorganisationen und Bürgern. Wenn wir uns diese Ideen zu eigen machen, können wir zusammenarbeiten, um eine gesündere und nachhaltigere Zukunft für die kommenden Generationen zu schaffen.

Kapitel 26

VERTIEFENDE SCHLUSSFOLGERUNG

Zusammenfassung der Herausforderungen und Lösungen

Die Zusammenfassung der Herausforderungen und Lösungen im Bereich Umweltgesundheit und Nachhaltigkeit zeigt die Komplexität der aktuellen Herausforderungen auf und hebt gleichzeitig mögliche Pfade für effektive Lösungen hervor. Hier eine Zusammenfassung der wichtigsten Punkte:

Schlüsselthemen

- **Klimawandel: Weit** verbreitete Auswirkungen auf die Umwelt, die Ökosysteme und die menschliche Gesundheit.
- **Umweltverschmutzung:** Auswirkungen auf die Qualität von Luft, Wasser und Boden, die zu verschiedenen Gesundheitsproblemen, einschließlich Krebs, beitragen.
- **Verlust an biologischer Vielfalt:** Rückgang der biologischen Vielfalt aufgrund von Entwaldung, Umweltverschmutzung und Klimawandel.
- **Ressourcendegradation:** Übermäßige Ausbeutung natürlicher Ressourcen, die die ökologische Nachhaltigkeit bedroht.
- **Soziale und gesundheitliche Ungleichheit:** Unterschiede in den Auswirkungen und der Bewältigung von Umwelt- und Gesundheitsproblemen zwischen und innerhalb von Ländern.

Vorgeschlagene Lösungen

- **Übergang zu erneuerbaren Energien:** Verringerung der Abhängigkeit von fossilen Brennstoffen, um die Treibhausgasemissionen zu begrenzen.
- **Technologische Innovation:** Entwicklung sauberer und effizienter Technologien zur Bewältigung der Umweltverschmutzung und zur Verbesserung der öffentlichen Gesundheit.
- **Politik und Gesetzgebung:** Stärkung der rechtlichen Rahmenbedingungen für den Umweltschutz und die Gesundheitsförderung.
- **Internationale Zusammenarbeit:** Zusammenarbeit auf globaler Ebene, um grenzüberschreitende Probleme wie den Klimawandel und die Umweltverschmutzung anzugehen.
- **Aufklärung und Sensibilisierung:** Information und Sensibilisierung der Öffentlichkeit über Umwelt- und

Gesundheitsfragen, um nachhaltige Verhaltensweisen zu fördern.

- **Nachhaltige Praktiken:** Übernahme von nachhaltigen Praktiken in der Landwirtschaft, der Industrie und im Alltag, um die Auswirkungen auf die Umwelt zu minimieren.
- **Forschung und Entwicklung:** Investitionen in die Forschung, um Umwelt- und Gesundheitsherausforderungen besser zu verstehen und neue Lösungen zu entwickeln.

Integration und multidisziplinärer Ansatz

- **Ganzheitlicher Ansatz:** Integration von ökologischen, wirtschaftlichen und sozialen Erwägungen für einen nachhaltigen und fairen Ansatz.
- **Multisektorale Zusammenarbeit:** Verschiedene Sektoren - Regierung, Industrie, Zivilgesellschaft und Wissenschaft - in die Suche nach Lösungen einbeziehen.

Zusammenfassend lässt sich sagen, dass die Bewältigung der Herausforderungen in den Bereichen Umweltgesundheit und Nachhaltigkeit eine konzertierte Aktion auf allen Ebenen - lokal, national und international - erfordert. Innovative und integrierte Ansätze sind von entscheidender Bedeutung, um eine gesündere und nachhaltigere Zukunft für heutige und zukünftige Generationen zu schaffen.

Aufruf zu einer konzertierten Aktion und multidisziplinär

Angesichts der komplexen Herausforderungen in den Bereichen Umweltgesundheit und Nachhaltigkeit ist ein Aufruf zu konzertierten und multidisziplinären Maßnahmen von entscheidender Bedeutung. Dieser Aufruf erkennt an, dass eine effektive Lösung dieser Probleme die Zusammenarbeit zwischen verschiedenen Sektoren und Disziplinen erfordert. Im Folgenden sind die Schlüsselelemente dieses Aufrufs zum Handeln aufgeführt:

Globale Zusammenarbeit

- **Internationale Partnerschaften:** Stärkung der Zusammenarbeit zwischen Nationen, internationalen Organisationen, NGOs und dem Privatsektor, um grenzübergreifende Umwelt- und Gesundheitsfragen anzugehen.

- **Internationale Abkommen:** Sich an internationalen Abkommen und globalen Initiativen beteiligen, um Probleme wie den Klimawandel, den Verlust der Artenvielfalt und die Umweltverschmutzung zu bekämpfen.

Integration von Disziplinen

- **Interdisziplinärer Ansatz:** Vereint das Fachwissen aus verschiedenen Bereichen wie Umweltwissenschaft, Medizin, Ingenieurwesen, Wirtschaft und Sozialwissenschaften, um umfassende Lösungen zu entwickeln.
- **Forschung und Innovation:** Förderung interdisziplinärer Forschung und Innovation zur Schaffung neuer Technologien und Strategien zum Schutz der Umwelt und zur Verbesserung der öffentlichen Gesundheit.

Politisches und legislatives Engagement

- **Starke Politiken :** Verabschiedung wirksamer politischer Maßnahmen und Gesetze zur Regulierung umweltbelastender Aktivitäten, zur Förderung nachhaltiger Praktiken und zur Unterstützung der öffentlichen Gesundheit.
- **Durchsetzung und Überwachung:** Sorgen Sie für die strikte Durchsetzung der Umwelt- und Gesundheitsgesetze und richten Sie Überwachungssysteme ein, um Fortschritte zu bewerten.

Gemeinschaftliche Beteiligung

- **Engagement der Öffentlichkeit:** Förderung der aktiven Beteiligung der lokalen Gemeinschaften an Entscheidungsprozessen und Umweltinitiativen.
- **Aufklärung und Sensibilisierung:** Sensibilisierung und Aufklärung der Öffentlichkeit über Umwelt- und Gesundheitsfragen, um verantwortungsbewusstes Verhalten zu fördern.

Investition und Finanzierung

- **Finanzielle Unterstützung:** Erhöhung der Investitionen in grüne Technologien, Forschung im Bereich Umweltgesundheit und Initiativen zur nachhaltigen Entwicklung.
- **Wirtschaftliche Anreize:** Wirtschaftliche Anreize schaffen, um Unternehmen und Einzelpersonen zu ermutigen, nachhaltige Praktiken einzuführen.

Verantwortung von Unternehmen
- **CSR:** Ermutigung von Unternehmen, soziale Verantwortung zu übernehmen und Nachhaltigkeit in ihre Geschäftsmodelle zu integrieren.
- **Innovation im Privatsektor:** Anregung von Innovationen im Privatsektor zur Entwicklung nachhaltiger und umweltfreundlicher Lösungen.

Anpassungsfähigkeit und Widerstandsfähigkeit
- **Anpassungspläne:** Entwicklung von Strategien zur Erhöhung der Widerstandsfähigkeit gegenüber Umwelt- und Gesundheitsveränderungen, insbesondere in gefährdeten Gemeinschaften.
- **Risikomanagement:** Stärkung des Managements von Umwelt- und Gesundheitsrisiken, um Krisen frühzeitig zu erkennen und wirksam darauf zu reagieren.

Dieser Aufruf zu konzertierten und multidisziplinären Maßnahmen unterstreicht die Bedeutung eines umfassenden und integrierten Ansatzes, um den Herausforderungen unserer Zeit zu begegnen. Er erfordert Zusammenarbeit, Innovation und Engagement auf allen Ebenen der Gesellschaft, um eine nachhaltigere und gesündere Zukunft aufzubauen.

Zusätzliche Ressourcen für Berufstätige

Praktische Leitfäden und Referenztools

Für Fachleute und Akteure, die in den Bereichen Umweltgesundheit, Nachhaltigkeit und nachhaltige Entwicklung tätig sind, ist die Verfügbarkeit von praktischen Leitfäden und Referenzinstrumenten für ein effektives Handeln von entscheidender Bedeutung. Hier eine Auswahl nützlicher Ressourcen :

Praktische Leitfäden

- **Leitfäden der EPA (Environmental Protection Agency):** Die EPA stellt eine Vielzahl von praktischen Leitfäden zum Management der Luft- und Wasserqualität, zur Abfallwirtschaft und zur Sanierung verschmutzter Standorte zur Verfügung.
- **WHO-Handbücher:** Die Weltgesundheitsorganisation veröffentlicht Handbücher zur öffentlichen Gesundheit, zur Krankheitsprävention und zum Umgang mit umweltbedingten Gesundheitsrisiken.

Tools für Referenzen

Umweltdatenbanken: Datenbanken wie die Global Biodiversity Information Facility (GBIF) oder der World Air Quality Index liefern entscheidende Informationen zu verschiedenen Umweltparametern.

- **Umweltatlanten und -karten:** Tools wie Google Earth oder World Resources Institute's Global Forest Watch bieten interaktive Visualisierungen von Umweltdaten.

Online-Ressourcen

- **Bildungsplattformen:** Websites wie Coursera, edX und Khan Academy bieten kostenlose oder kostengünstige

- Online-Kurse zu den Themen Umwelt, Nachhaltigkeit und öffentliche Gesundheit an.
- **Online-Dokumentation:** Zugriff auf Berichte, Artikel und Fallstudien über akademische Publikationsseiten wie PubMed, ScienceDirect oder JSTOR.

Anwendungen und Software

- **Software für Umweltmodellierung:** Tools wie ArcGIS für Kartografie und räumliche Analyse oder Software für Klima- und Umweltmodellierung.
- **Mobile Apps:** Smartphone-Apps, die Echtzeitinformationen über die Luftqualität, das Wetter oder den CO2-Fußabdruck liefern.

Bücher und Publikationen

- **Nachschlagewerke:** Nachschlagewerke zu den Themen Ökologie, Umweltgesundheit und nachhaltige Entwicklung.
- **Fachzeitschriften :** Fachzeitungen und -magazine, die gründliche Analysen und Aktualisierungen zu den neuesten Forschungen und Trends bieten.

Foren und berufliche Netzwerke

- **Diskussionsgruppen:** Treten Sie **Online-Diskussionsgruppen**, Foren oder beruflichen Netzwerken bei, um Wissen und Erfahrungen auszutauschen.
- **Konferenzen und Webinare:** Nehmen Sie an Konferenzen, Seminaren und Webinaren teil, um sich über die neuesten Entwicklungen und besten Praktiken auf dem Laufenden zu halten.

Tools zur Bewertung und Analyse

- **Analyse-Kits:** Verwenden Sie Kits und Geräte, um die Wasserqualität, die Luftqualität und andere Umweltparameter zu analysieren.

- **Checklisten und Audits:** Checklisten und Audit-Leitfäden zur Bewertung der Einhaltung von Umwelt- und Gesundheitsstandards.

Diese Ressourcen sind von unschätzbarem Wert, wenn es darum geht, aktuelle Informationen, bewährte Verfahren und Strategien zur effektiven Bewältigung von Herausforderungen im Bereich Umwelt und öffentliche Gesundheit bereitzustellen. Sie sind von entscheidender Bedeutung für Fachleute, die ihre Fähigkeiten verbessern, auf dem Laufenden bleiben und einen bedeutenden Beitrag zu Nachhaltigkeit und Umweltgesundheit leisten wollen.

Netzwerk von Kontakten und Professionelle Zusammenarbeit

Der Aufbau eines Netzwerks von Kontakten und beruflichen Kooperationen ist in den Bereichen Umweltgesundheit, Nachhaltigkeit und nachhaltige Entwicklung von entscheidender Bedeutung. Ein starkes Netzwerk kann Möglichkeiten zum Lernen, zum Wissensaustausch, zur Zusammenarbeit an Projekten und zur politischen Einflussnahme bieten. Hier sind einige Tipps für den Aufbau und die Pflege eines effektiven beruflichen Netzwerks :

an Konferenzen und Fachveranstaltungen teilnehmen

- **Konferenzen und Seminare:** Besuchen Sie nationale und internationale Konferenzen, um mit Experten und Fachleuten aus der Branche zusammenzutreffen.
- **Workshops und Schulungen :** Nehmen Sie an Workshops und Schulungen teil, um Ihre Fähigkeiten zu erweitern und Kollegen mit ähnlichen Interessen zu treffen.
-

Beitritt zu Berufsverbänden

- **Verbände und Organisationen:** Treten Sie Berufsverbänden bei, die mit Ihrem Fachgebiet in Verbindung stehen, um Zugang zu Ressourcen,

Veranstaltungen und Netzwerken von Fachleuten zu
erhalten.

- **Arbeitsgruppen und Komitees:** Engagieren Sie sich in
Arbeitsgruppen oder Komitees innerhalb dieser
Verbände, um an spezifischen Problemen zu arbeiten und
enge Arbeitsbeziehungen aufzubauen.

Berufliche soziale Netzwerke nutzen

- **LinkedIn:** Erstellen und pflegen Sie ein berufliches Profil
auf LinkedIn, um sich mit Fachleuten aus der ganzen
Welt zu vernetzen.
- **Online-Gruppen:** Treten Sie Online-Gruppen auf
Plattformen wie LinkedIn oder ResearchGate bei, um
aktuelle Themen zu diskutieren und Informationen
auszutauschen.

Akademische und Forschungszusammenarbeit

- **Hochschulpartnerschaften: Arbeiten Sie** mit
Universitäten oder Forschungsinstituten zusammen, um
an Forschungsprojekten, gemeinsamen
Veröffentlichungen oder Austauschprogrammen
teilzunehmen.
- **Forschungsnetzwerke:** Integrieren Sie sich in nationale
oder internationale Forschungsnetzwerke, um an
interdisziplinären Projekten zusammenzuarbeiten.

Aufbau von Beziehungen zum Industriesektor und zu NGOs

- **Öffentlich-private Partnerschaften:** Erkunden Sie
Möglichkeiten für Partnerschaften mit Unternehmen, die
sich für Nachhaltigkeit und soziale Verantwortung
einsetzen.
- **Zusammenarbeit mit NGOs: Arbeiten Sie** mit NGOs an
Projekten, Aufklärungskampagnen oder
Forschungsinitiativen zusammen.

Entwicklung gemeinsamer Projekte

- **Kollaborative Initiativen:** Starten Sie kollaborative Initiativen oder treten Sie ihnen bei, die Experten aus verschiedenen Bereichen zusammenbringen, um bestimmte Probleme anzugehen.
- Austausch **von Ressourcen und Fachwissen:** Tauschen Sie Ressourcen, Daten und Fachwissen mit Gleichgesinnten aus, um Ihre Arbeit gegenseitig zu bereichern.

Kommunikation und Monitoring

- **In Kontakt bleiben: Halten Sie** durch regelmäßige Updates, E-Mails oder informelle Treffen den Kontakt zu Ihren Kollegen und beruflichen Bekannten aufrecht.
- **Mentoring:** Seien Sie ein Mentor für junge Berufstätige oder suchen Sie ein Mentoring, um Ihre Karriere zu fördern und Ihr Netzwerk zu erweitern.

Durch den Aufbau eines starken Netzwerks von Kontakten und Kooperationen können Sie nicht nur Ihre beruflichen Aussichten verbessern, sondern auch einen wichtigen Beitrag zu den kollektiven Bemühungen um eine nachhaltigere und gesündere Zukunft leisten.

Schlussfolgerung

Abschließende Reflexionen

Die Diskussionen über Umweltgesundheit, Nachhaltigkeit und nachhaltige Entwicklung unterstreichen die Bedeutung und Dringlichkeit dieser Themen in unserer heutigen Welt. Hier sind einige abschließende Gedanken zum Mitnehmen :

Verflechtung der Herausforderungen

- **Globalität:** Die Probleme der Umweltgesundheit und Nachhaltigkeit sind miteinander verbunden und global; sie erfordern ein ganzheitliches Verständnis und einen ganzheitlichen Ansatz.
- **Gemeinsame Verantwortung :** Jeder Einzelne, jede Gemeinschaft, jedes Unternehmen und jede Regierung hat eine Rolle bei der Schaffung einer nachhaltigeren und gesünderen Zukunft zu spielen.

Bedeutung von Collective Action

- **Zusammenarbeit:** Die internationale und sektorübergreifende Zusammenarbeit ist von entscheidender Bedeutung für die wirksame Bewältigung der Herausforderungen im Bereich Umwelt und öffentliche Gesundheit.
- **Engagement** der **Gemeinschaft:** Die aktive Beteiligung der Gemeinschaften ist entscheidend für die Umsetzung nachhaltiger und effektiver Lösungen.

Rolle von Innovation und Technologie

- **Technologie:** Technologische Innovationen bieten leistungsfähige Lösungen für die Eindämmung der Umweltverschmutzung, die Behandlung von Krankheiten und die Verwaltung natürlicher Ressourcen.

- **Forschung:** Investitionen in die Forschung sind von entscheidender Bedeutung, um komplexe Probleme zu verstehen und neue Strategien und Instrumente zu entwickeln.

Bildung und Sensibilisierung

- **Wissen:** Aufklärung und Sensibilisierung aller Gesellschaftsschichten sind grundlegend, um Verhaltensweisen zu ändern und nachhaltige Praktiken zu fördern.
- **Fortbildung:** Die kontinuierliche Fortbildung von Fachkräften in diesen Bereichen ist entscheidend, um mit den neuesten Entwicklungen und bewährten Verfahren Schritt zu halten.

Future Vision

- **Nachhaltigkeit: Die** Annahme einer langfristigen Vision für Nachhaltigkeit ist entscheidend, um die Gesundheit und das Wohlergehen künftiger Generationen zu sichern.
- **Gleichgewicht:** Es ist wichtig, ein Gleichgewicht zwischen wirtschaftlicher Entwicklung, Umweltschutz und sozialem Wohlergehen zu finden.

Zusammenfassend lässt sich sagen, dass die Herausforderungen im Bereich Umweltgesundheit und Nachhaltigkeit groß und komplex sind, aber mit Zusammenarbeit, Innovation und gemeinsamem Engagement ist es möglich, Fortschritte in Richtung einer vielversprechenderen Zukunft zu machen. Dies erfordert konzertiertes Handeln, eine fundierte Entscheidungsfindung und die Bereitschaft, sich anzupassen und kontinuierlich zu lernen.

Aufruf zum Handeln: Was können Sie tun?

Angesichts der Herausforderungen in den Bereichen Umweltgesundheit und Nachhaltigkeit kann jeder auf seine Weise einen Beitrag leisten. Hier ist ein Aufruf zum Handeln für

alle, der konkrete Maßnahmen hervorhebt, die Sie ergreifen
können :

Für Einzelpersonen

- **Führen Sie nachhaltige Praktiken ein:** Reduzieren Sie
  Ihren CO2-Fußabdruck, indem Sie öffentliche
  Verkehrsmittel, das Fahrrad oder das Laufen bevorzugen,
  den Energieverbrauch senken und sich für
  umweltfreundliche Produkte entscheiden.
- **Bildung und Sensibilisierung:** Informieren Sie sich über
  Umweltfragen und teilen Sie Ihr Wissen mit Ihren
  Mitmenschen.
- **Verantwortungsvoller Konsum:** Wählen Sie nachhaltige
  Produkte, reduzieren Sie die Lebensmittelverschwendung
  und bevorzugen Sie lokale und saisonale Produkte.

Für Berufstätige

- **Innovation in Ihrem Fachbereich:** Integrieren Sie
  nachhaltige Praktiken in Ihre Arbeit, sei es in
  Unternehmen, in der Forschung oder im Bildungswesen.
- **Vernetzung und Zusammenarbeit: Arbeiten Sie** mit
  Kollegen und Organisationen zusammen, um
  Nachhaltigkeitsinitiativen zu fördern.

Für Unternehmen

- **Soziale Unternehmensverantwortung:** Integrieren Sie
  CSR in Ihr Geschäftsmodell, indem Sie die ökologischen
  und sozialen Auswirkungen Ihrer Aktivitäten
  berücksichtigen.
- **Grüne Innovation:** Investieren Sie in saubere
  Technologien und nachhaltige Praktiken, um Ihren
  ökologischen Fußabdruck zu verringern.

Für Entscheidungsträger und Politiker

- **Aufgeklärte Politik:** Entwickeln und unterstützen Sie eine Politik, die Nachhaltigkeit, Umweltschutz und öffentliche Gesundheit fördert.
- **Investitionen in Forschung und Innovation:** Vergeben Sie Mittel für die Erforschung nachhaltiger Technologien und die Lösung von Umweltproblemen.

Für Pädagogen und Forscher

- **Integration von Nachhaltigkeit in die Bildung:** Unterrichten Sie in den Lehrplänen der Schulen die Prinzipien der Nachhaltigkeit und der Umweltgesundheit.
- **Angewandte Forschung: Richten Sie** Ihre Forschung auf praktische Lösungen für Herausforderungen im Umwelt- und Gesundheitsbereich aus.

Für die Gemeinschaften

- **Lokale Initiativen:** Beteiligen Sie sich an Gemeinschaftsprojekten, die auf Nachhaltigkeit ausgerichtet sind, oder initiieren Sie solche Projekte, z. B. Gemeinschaftsgärten, Recyclingprogramme oder Aufräumkampagnen.
- **Mobilisierung der Gemeinschaft: Beziehen** Sie Ihre Gemeinschaft in Diskussionen und Aktionen zu den Themen Nachhaltigkeit und Umweltgesundheit ein.

Jede Handlung, ob groß oder klein, trägt zu einer nachhaltigeren Zukunft bei. Wenn wir unsere Kräfte bündeln, können wir bei der Bewältigung von Umweltherausforderungen einen bedeutenden Unterschied machen und Gesundheit und Wohlbefinden für alle fördern.

Glossar der Fachbegriffe

Um sich effektiv in den Bereichen Umweltgesundheit und Nachhaltigkeit zu bewegen, ist es hilfreich, einige wichtige Fachbegriffe zu kennen. Im Folgenden finden Sie ein Glossar häufig verwendeter Begriffe :

Klimawandel

- **Treibhauseffekt: Ein** natürliches Phänomen, das durch menschliche Aktivitäten verstärkt wird, bei dem bestimmte Gase in der Atmosphäre Wärme einfangen und zur Erwärmung der Erde führen.
- **Treibhausgasemissionen: Gase, die** durch menschliche Aktivitäten freigesetzt werden, wie Kohlendioxid (CO_2) und Methan (CH_4), die zum Klimawandel beitragen.

Verschmutzung

- **Feinstaubpartikel (PM2.5) :** Winzige Partikel oder Tröpfchen in der Luft, die tief in die Lunge eindringen und Gesundheitsprobleme verursachen können.
- **Persistente organische Kontaminanten (Persistent Organic Contaminants, POC):** Chemikalien, die gegen Umweltzerstörung resistent sind und sich in der Nahrungskette anreichern können.

Umweltgesundheit

- **Kanzerogen:** Stoff oder Wirkstoff, der Krebs verursachen kann.
- **Bioakkumulation:** Anreicherung von chemischen Substanzen, wie Schwermetallen oder Pestiziden, in einem lebenden Organismus.

Nachhaltigkeit und nachhaltige Entwicklung

- **Carbon Footprint: Ein** Maß für die Auswirkungen menschlicher Aktivitäten auf das Klima in Form der Gesamtmenge der emittierten Treibhausgase.

- **Kreislaufwirtschaft: Ein** Wirtschaftssystem, das darauf abzielt, Abfall zu minimieren und die Wiederverwendung und das Recycling von Ressourcen zu maximieren.

Biodiversität und Ökosysteme

- **Gefährdete Arten:** Arten, deren Population aufgrund von Umweltveränderungen oder anderen Faktoren vom Aussterben bedroht ist.
- **Ökosystemdienstleistungen:** Vorteile, die Menschen aus Ökosystemen ziehen, wie z. B. Wasserreinigung, Bestäubung von Nutzpflanzen und Klimaregulierung.

Energie und Technologie

- **Erneuerbare Energien:** Natürlich regenerierbare Energiequellen wie Sonnen-, Wind- und Wasserkraft.
- **Biotechnologie:** Nutzung biologischer Systeme und Organismen zur Entwicklung oder Herstellung von Produkten.

Politik und Staatsführung

- **Nachhaltige Entwicklung: Eine** Entwicklung, die die Bedürfnisse der Gegenwart befriedigt, ohne die Fähigkeit künftiger Generationen zu gefährden, ihre eigenen Bedürfnisse zu befriedigen.
- **Umweltvorschriften:** Gesetze und Regeln, die zum Schutz der Umwelt und der öffentlichen Gesundheit aufgestellt wurden.

Dieses Glossar ist nicht erschöpfend, aber es bietet eine Grundlage für das Verständnis von Schlüsselbegriffen, die häufig in Diskussionen über Umweltgesundheit und Nachhaltigkeit vorkommen.

Nützliche Ressourcen und Ergänzende Lektüre

Um Ihr Verständnis von Themen im Zusammenhang mit Umweltgesundheit, Nachhaltigkeit und nachhaltiger Entwicklung zu vertiefen, stehen Ihnen zahlreiche Ressourcen und weiterführende Lektüre zur Verfügung. Hier eine empfohlene Auswahl :

Bücher und Publikationen

- **"Silent Spring" von Rachel Carson:** Ein Klassiker, der das Bewusstsein der Öffentlichkeit für die Gefahren von Pestiziden schärfte und die Umweltbewegung anregte.
- **"The Sixth Extinction" von Elizabeth Kolbert:** Eine Erkundung des vergangenen Massenaussterbens und des gegenwärtigen, durch menschliche Aktivitäten verursachten Massenaussterbens.
- **Berichte des Zwischenstaatlichen Ausschusses für Klimaänderungen (Intergovernmental Panel on Climate Change, IPCC) :** Bieten umfassende wissenschaftliche Einschätzungen zum Klimawandel.

Websites und Datenbanken

- **Website der Weltgesundheitsorganisation (WHO):** Für Informationen über die öffentliche Gesundheit und Umweltauswirkungen.
- **Website der Environmental Protection Agency (EPA):** Ressourcen zu Umweltgesetzen, Leitfäden für bewährte Verfahren und Daten zur Umweltverschmutzung.
- **Global Biodiversity Information Facility (GBIF):** Ein Portal für Biodiversitätsdaten aus aller Welt.

Online-Kurse und MOOCs

- **Coursera und edX: Bieten** Online-Kurse zu Themen wie nachhaltige Entwicklung, Umweltmanagement und öffentliche Gesundheit an.
- **Khan Academy:** Bietet kostenlose Bildungsressourcen zu wissenschaftlichen und umweltbezogenen Themen.

Konferenzen und Webinare

- **TED Talks:** Inspirierende Vorträge zu Themen aus den Bereichen Umwelt, Wissenschaft und Nachhaltigkeit.
- **Webinare der Internationalen Union für die Erhaltung der Natur (IUCN) :** Diskussionen über die Erhaltung der Biodiversität und Umweltpolitik.

Zeitungen und Zeitschriften

- **Nature und Science:** Zwei der renommiertesten wissenschaftlichen Zeitschriften, die Spitzenforschung in verschiedenen Bereichen, darunter Umwelt und Gesundheit, veröffentlichen.
- **National Geographic:** Artikel und Reportagen zu den Themen Umwelt, Wissenschaft und Kultur.

Professionelle Organisationen und Netzwerke

- **World Federation of Public Health Associations (WFPHA):** Ein globales Netzwerk für Fachleute des öffentlichen Gesundheitswesens.
- **Berufliche Netzwerke wie LinkedIn:** Um mit Experten und Organisationen im Bereich Umweltgesundheit und Nachhaltigkeit in Verbindung zu bleiben.

Dokumentationen und Filme

- **"An Inconvenient Truth":** Ein Dokumentarfilm über den Klimawandel unter der Regie des ehemaligen US-Vizepräsidenten Al Gore.
- **"Our Planet" auf Netflix:** Eine Dokumentarserie über die natürliche Schönheit der Erde und die Auswirkungen des Klimawandels auf alle Lebewesen.

Diese Ressourcen bieten eine vertiefte und vielfältige Perspektive auf aktuelle und zukünftige Herausforderungen im Zusammenhang mit der Umwelt und der öffentlichen Gesundheit und tragen so zu einem besseren Verständnis und einem informierteren Handeln bei.

Danksagungen

Ich danke Ihnen für Ihr Engagement beim Lernen und Diskutieren über die entscheidenden Themen Umweltgesundheit und Nachhaltigkeit. Ihr Interesse an diesen Themen zeigt ein Bewusstsein und eine Verantwortung für unseren Planeten und seine Bewohner, die für positive Veränderungen von entscheidender Bedeutung sind.

Denken Sie daran, dass jede kleine oder große Anstrengung in Richtung Verständnis und Handeln in diesen Bereichen zu einer bedeutenden kollektiven Wirkung beiträgt. Ihre Bereitschaft, zu lernen, Wissen zu teilen und sich aktiv an diesen Diskussionen zu beteiligen, ist ein wichtiger Schritt auf dem Weg zu einer nachhaltigeren und gesünderen Zukunft.

Wenn Sie weitere Fragen haben, zusätzliche Klarstellungen benötigen oder andere Themen erforschen möchten, fragen Sie bitte. Nochmals vielen Dank für Ihr Engagement und Ihre Neugier. Bitte erforschen, lernen und tragen Sie weiterhin zu diesen lebenswichtigen Themen bei.